U0340294

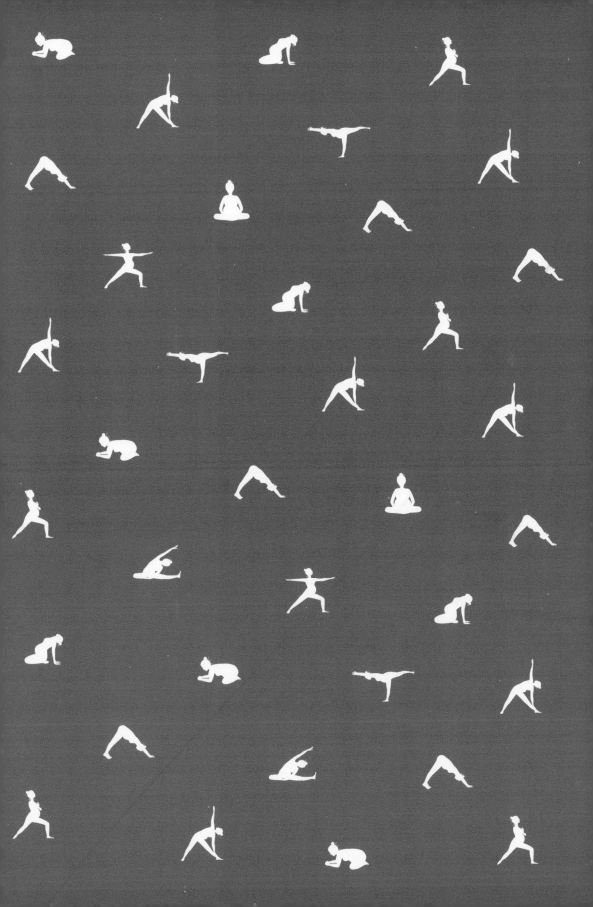

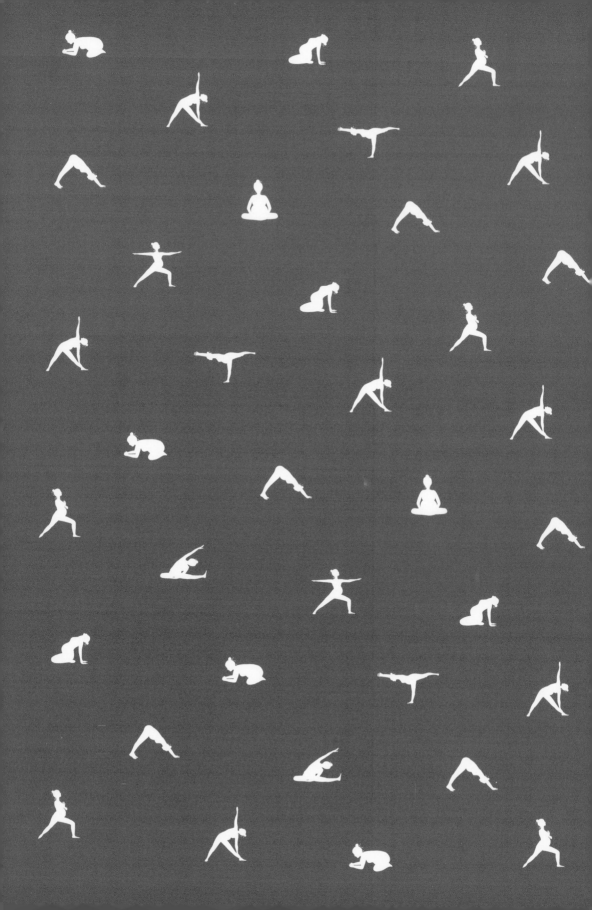

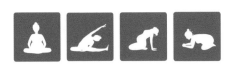

妈妈孕期瑜伽

[德]贝妮塔·阙提妮 / 凯琳·阿皮特－威斯 著

韩芳 译

陕西新华出版传媒集团

太白文艺出版社

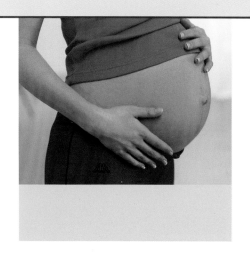

基础训练

妈妈和宝宝的健康

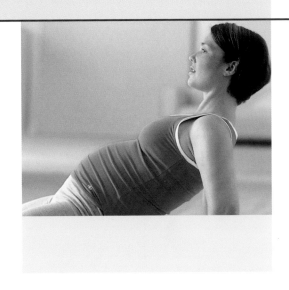

怀孕和分娩

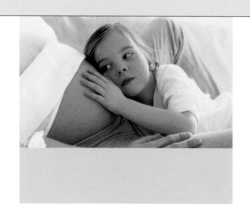

孕晚期（27~40 周）

双人练习

产前准备

月子和产后恢复

月子——妊娠后约六周

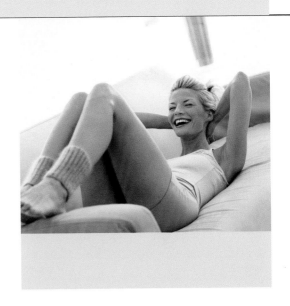

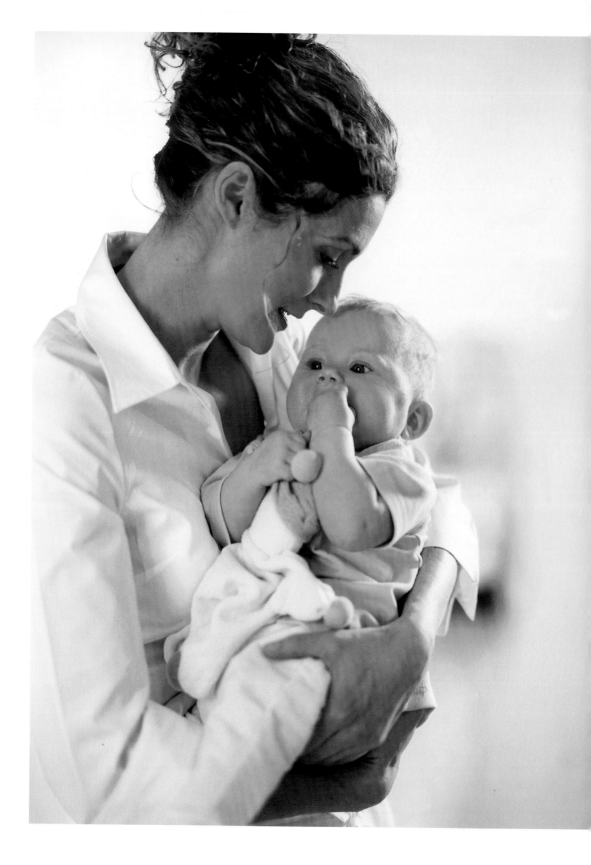

准备好迎接一场奇妙的旅程（序一）

亲爱的读者（准妈妈）：

在女性生命的过程当中，孕期女性的身体状态比其他任何时期都更活跃，拥有更强的适应变化的能力。准妈妈要对自己的身体有信心，并且保持好状态，这能使准妈妈和宝宝保持健康。也请各位不要盲目相信"怀孕是一种病"的说法：如今有超过 70% 的妊娠被归为"高危妊娠"。世界上最自然的生理过程怎么会成为妈妈和宝宝的危险呢？绝不是的！

在过去的八年中，我与经验丰富的助产士和妇产医生一起合作，研究开发了一套专门为准妈妈设计的训练计划，完美地符合和满足了准妈妈的需求。所有的练习动作都是根据人体结构研究设计，有精确的疗效。

在最初的几周里，练习的动作有助于受精卵在子宫里着床。通过练习，准妈妈可以学习掌握力量，控制姿势和获得自信。在第二阶段，尽管肚子越来越大，准妈妈可以通过练习获得放松，使得她们能够轻松面对任何生活状态，从而能够更好地适应身体的变化，为宝宝创造最佳的生存空间，让准妈妈的各部分器官也得到理想的空间。在孕期的第三阶段，练习的重点在于骨盆的活动性。

这也是我和本书的第二作者——一位有着丰富经验且值得信赖的助产士凯琳·阿皮特-威斯女士所推崇的"自主生育"：了解自己的身体，就能信任自己的身体。只有充分了解自己的身体状态，才能在最后生育的紧要关头做出清醒且正确的抉择。我并不能保证你轻松地生育，但是如果你坚持按书中的练习步骤和呼吸冥想锻炼，你能够使身体具备生育的最好状态。

最后，我还有一点需要说明：对此我本人从未生育且以后也不会生育。对此我倍感受挫，就这一点来说，各位准妈妈都比我有经验。但是，就研究来说，这并非劣势，却是优势。我不能凭个人经历或感觉去推测他人的感受，那意味着，我不会做出推己及人的推断。每个练习，每个体式，每个呼吸动作都是我和助产士、孕妇一起研究并经过上千次的实际操作总结出来的。只要你准确地按照书中指导的动作步骤练习，此套练习是非常有效且绝对安全的。

祝你好孕！

贝妮塔·阖提妮

2003 年 12 月

自主分娩的快乐（序二）

我当助产士已经二十三年了。从前，产妇从阵痛一出现，就卧床并且尽可能地受到医疗技术的严密"监控"——这当然是出于保护产妇和婴儿的安全而考虑的。新生儿出生后，被头部向下倒提着——在小屁屁上一拍——然后被"绑架"去称体重、量体长，最后才能和妈妈有第一次的亲密接触。

然而，这一套忙碌的程序，在医院的产房里并不那么受产妇和助产士的欢迎。二十年前，谁要是想自己在家分娩或者是水下分娩，那简直会被视为不负责任。而近年来，我和许多助产士同人们努力推动着这些方式，帮助准妈妈和她们的孩子。现在，我们在所有医院的产房和生产中心都创立和推行了"温柔式分娩法"。

在这种分娩方法的过程中，我不仅是一名助产士，更像是产妇的家人一样，陪伴其左右。我认为我的使命是非常重大的，我帮助产妇排除恐惧心理，并且通过帮助她们分析各种信息和可能性，使她们能自主地做出正确的抉择。同时，我还不断地继续探索研究如何能够帮助更多的准妈妈和未孕的女士们。

"阙提妮卡锻炼法"（CANTIENICA®-Methode）帮助产妇自主地分娩。我与贝妮塔·阙提妮和她的研究相识于1997年，当时与她一拍即合。我们达成共识，这种方法能够指导人们更好地了解和解读人体自身特点，也是一剂十分简单的"良方"，容易上手，一试便知"好坏"。这样，准妈妈就可以根据自身情况进行判断和抉择，从而做到自主生产。

刚开始接触"阙提妮卡锻炼法"时，我还小心翼翼，那时我还深受传统观念的影响。没有想到，按照这套方法练习以后，我们完全可以相信自己的身体，它会告诉我们，什么可以做到，什么不可以。这时，我便知道，这种方法就是正确的道路。如果你，我亲爱的读者，也选择这种方法进行练习，你就会发现，我们的身体拥有多么大的力量、魅力和潜力。妊娠期，也是开始用这种方法锻炼的一个美妙的时间点。你会发现，受益无穷。

凯琳·阿皮特-威斯
2003 年 12 月

好妈妈，都驼背（引言）

"生了老二之后，我驼背了。"

"怀孕时，我的脊柱都变歪了，直到现在后背还疼。"

"我怀孕头三个月时，就已经脊柱侧弯了。"

"总抱孩子会导致骨盆前倾。"

误区

每天，在我进行理疗工作时，我都会听到那句老话"好妈妈，都驼背"。[①]

"好妈妈，都驼背"这句俗语是怎么来的？世界各地文化中的生育女神都是站得笔挺的呀？就算是神话中，也没有哪个女神是弯腰驼背地带着孩子——她们都是笔直地站着，怀里抱着孩子。

"阚提妮卡锻炼法"能有效帮助你矫正体态。通过锻炼，改善驼背，缓解关节和脊柱由于孕期迅速增长的腹部重量所承受的压力。同时，通过矫正，还能给腹中不断长大的胎儿提供更大的空间。这样，在九个月的孕期中，你和你的宝宝就不会觉得压力那么大了。

---

① 此句为德语中的俗语，原句字面意为，驼背的妈妈都是好妈妈。意思为，妈妈经过生育和带孩子，累弯了腰。——译注

通过锻炼，矫正背部，你还可以获得更多力量和自信，以便应对生产。它的影响还会持续到产后，让你保持心情舒畅，因而产后抑郁症的发生概率便会大大降低。挺直的背部还能使你更轻松地哺乳，并且促进乳汁分泌和产后恢复。这样，你能更轻松愉快地面对和小宝宝一起开始的新生活。有研究表明，母亲的姿态、行为举止，是孩子一生中第一个，也是最重要的榜样，甚至是从怀孕期间开始，孩子就在接收这些信息并模仿着。因此，你一定要在怀孕期间照顾好自己的身体——为了你自己，也为了小宝宝。当然，我也会帮助你。

小测试

你现在就可以做这样一个小试验。现在，把后背弓起来，做含胸驼背状，同时下垂嘴角。强迫自己保持这个姿态，一定要坚持两分钟以上。在此期间，你关注一下自己的情绪有何变化。然后，把背部竖直，挺直腰杆，尾骨向下，放松肩部，并将嘴角上扬微笑。保持此姿态两分钟。这时候，感受一下身心和刚才的区别吧！

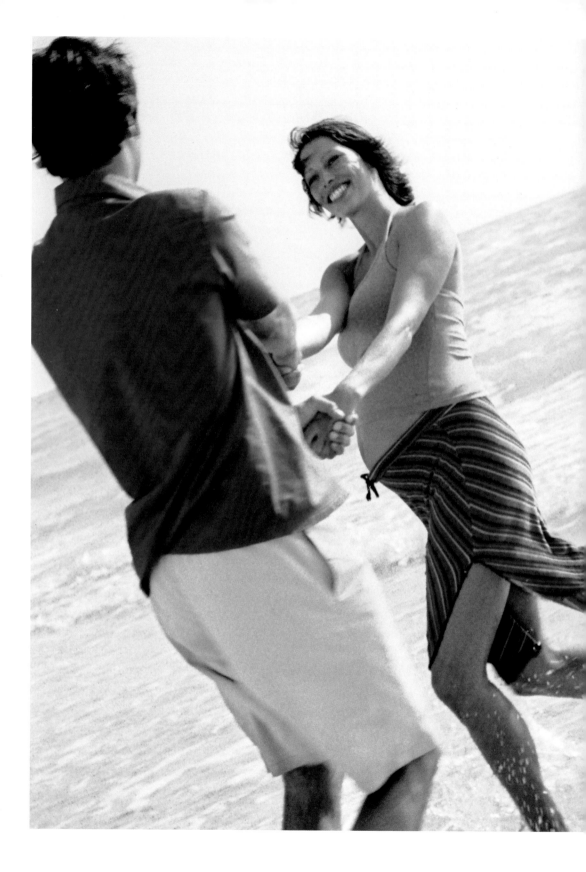

妈妈和宝宝的健康

　　如果……有这样一套训练操，能够让你在孕期始终保持活力充沛，甚至还能使你的身材和体态变得更好，是不是很好？答案在这里："阚提妮卡锻炼法"（CANTIENICA®-Methode）能够让你保持身材和体态。这套训练操可以赋予你力量、灵活性和耐力，应付九个月的孕期和辛苦的生产，以及产后高强度的哺育和照顾新生儿的生活。个性化定制的练习，同时还对成长中的宝宝有理疗的作用。

有力的骨盆

妈妈的肚子是我们的"第一座房子"。因此，作为母亲，你要通过控制自己的体态和呼吸，为宝宝提供尽可能大的空间。这是给你的宝宝，同时也是给你自己的一份礼物。

卵子和精子结合为受精卵后，将在母亲的子宫内平均生长 280 天左右。确切地说，是在胎膜囊内。在此，胎儿完美地被保护在一个"小宇宙"——羊水里面。

母亲的体态直接决定了这片"原始海洋"是一个狭窄的"胶囊"，还是一个多角形的"池塘"，又或者是一片具有韵律的波浪及宽广视野的"大洋"。

水的声音

子宫为胎膜囊提供了外层保护。它由强韧的，尤其抗压的肌纤维组成。这些肌纤维还有很好的延展性，可以将女性下腹部的器官——膀胱和肠道往下推挤，为胎儿提供更大的发育空间。

让我们回到前面提到的海洋的画面：假设，你的骨盆是海岸，那么骨盆底部的肌群就是海的底部——海床。

柔软泥泞的海床将吸收海水的呼吸和韵律。如果海床坚硬强实，那么它会形成反弹，赋予海水有力的韵律节奏，让海水的声响变得更强有力，更有活力和共鸣。

母体的横膈膜构成了这片海洋的顶部（横膈膜是一层肌肉膜组织，人在呼吸的时候，这层膜会向各个方向伸展），母亲有节奏地呼吸为这片海洋带来了有韵律的"潮水"。

身体器官得到更大的空间

盆底肌群帮助你在怀孕期间能够保持骨盆的正确姿态，这使得腹部内的各个器官能够得到更大的空间和支撑。因此，脊柱也能相应得到放松，胸腔也同样相对舒展。孕妈妈的体态越直，姿势就越放松，这也就能给发育中的胎儿更多的空间，让胎儿和母亲在日常活动中更自由。若要保持身体的正确垂直姿态，肌肉之间的相互

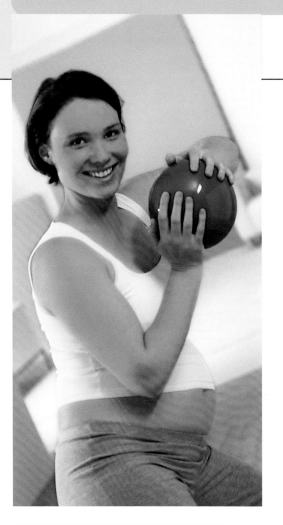

作用非常重要，这能为骨骼提供支撑和保护，形成网状的肌肉互相支撑和放松。相互作用的人体肌群有：

- 盆底肌群
- 背部肌群
- 臀部肌群
- 腹部肌群
- 胸肋部肌群
- 胸腔肩部肌群

能量传输者

人体内肌肉纤维就像是电缆线路一样，它们为人体传输能量直至人体各个末端，比如手指尖和脚趾。一直处于运动中的肌肉，会不断刺激神经，

i 信息

在孕期，你与你的身体比任何时期都更亲密。你要利用这段时间，充分了解你自己的身体。这样，你的宝宝也能受益。因为你将是他/她的第一位，也是最重要的导师，教给他/她如何对待自己的生活和身体。

请你保持肌肉的运动，这可以刺激神经和大脑，分泌保持心情愉快的激素。

当神经不间断地接收周围肌肉的刺激时，它们能使大脑保持活跃，从而使得大脑可以一直分泌保持心情愉快的激素。

胎儿通过脐带也接收到这种令人愉快的激素，从而在他/她的"小海洋"

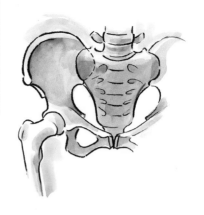

里一直快乐地"游泳"。

相反，如果你感觉到压力和不快，宝宝也同样得到这种感觉。因此，你的首要任务就是，在整个孕期当中保持良好的身体状态和心情！

灵活有力的骨盆

传统的骨盆底部运动，在练习中骨盆下端（即小骨盆）是不活动的。小骨盆只有在分娩过程中才被迫打开。很遗憾，这个错误的概念仍在医学领域被广泛传播，而且大多数理疗师也都把骨盆视为"僵硬"的结构。实际上，骨盆是由三个各自独立的部分组成：骶骨和两半骨盆。两半骨盆和骶骨的后部由肌腱和韧带连接。骶骨关节，即骶尾关节，由很多细密纤维构成的韧带组织，如果正确使用，它们会反应灵活且精确。

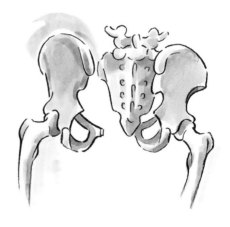

完美的对称

骨盆的左右两部分在前部耻骨联合处，由一团胶质组织连接，这种胶质类似于人体膝部半月板内的物质。骨盆底部的三层肌肉群（最新研究表

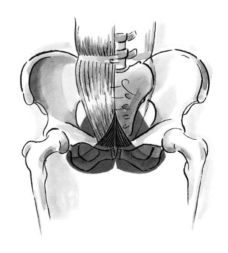

上图：骨盆；中图：髋骨与骶骨分离；下图：骨盆底部和背部肌群、腹部肌群

明甚至有四层）的分布是绝对对称的。

我们了解了骨盆的生理结构后就能发现，当我们运动锻炼时，既可以从解剖学的角度，让两半骨盆分别活动，彼此不互相影响；也可以从坐骨肌群出发，整体对称性地调动骨盆，使整个骨盆作为一个整体运动。骨盆底部会闭合收紧，尾骨和耻骨会距离更近，两侧髋关节也会如此。骨盆上方的空间变大，能为腹部器官和子宫中的"小人儿"提供更大的空间。

按照这样的步骤，我们也可以对骨盆的单侧进行训练，下部收紧，上部打开。在本书后面的"阚提妮卡锻炼法"的骨盆肌群练习中，我们将会专门涉及如何对称地练习两侧骨盆。

肌肉的连锁反应

一般来说，髋部肌肉和腿部肌肉一样，在两半骨盆运动的时候是各自反应的。我们需要有意识地去感知其与背部和腹部肌群的联系，并自觉地在每一步训练中，每个跳跃、每个转身或是静止中感知这些肌群的相互作用和联系。并且，在本书后面每次

提到旋转运动时，你也要对称地活动骨盆。

单侧运动的艺术

单独训练一侧时，还有一个好处：你会学到，如何调动一半骨盆的同时，让另一半骨盆保持放松。掌握了这些技巧，你就能在分娩的重要时刻运用它们，甚至做到让一半骨盆比另一半更好地配合你生产，为胎儿头部的娩出提供更多空间。

动态转换

总体来说，"阚提妮卡锻炼法"的骨盆肌群练习是动态的。骨盆在需要绷紧的时候绷紧，在需要放松的时候又能放松。练习是对称且灵活地进行的，同时每个过渡动作也设计巧妙。这使得这套练习动作空前地与众不同且非常安全。

掌握了这套赋予你力量和灵活的练习动作，你可以轻松面对在孕期中的任何身体状况，并且根据不同的状况，身体会自觉地做出反应并调整。这使得你在分娩阵痛时，把注意力集

中在呼吸上，并在间歇的时候有效地放松身体。

相互联系的背部练习

传统的骨盆肌群练习着重于最表层的肌肉群练习。它是一套 8 字形的动作，旨在打开身体，即女性的阴道和肛门周围的区域。会阴部的肌肉交叉并延伸至肛门，当括约肌收缩时，这两部分也相应向内收紧。

关于管状感觉

对于许多女性来说，比起前面提到的所谓髋部和背部的复杂交错的肌肉群，她们能更容易地找出两腿之间收紧肌肉的具体位置。很多人甚至还会经常练习这部分肌肉，比如向内收缩。

向内收缩的练习，主要是锻炼阴道口周围的肌肉组织。向身体内部收紧，乃至整个阴道内的肌肉都跟着收紧，我称此为"管状感觉"。收缩这部分肌肉的感觉，类似于我们在排尿时想忍住的感觉。

第一次肌肉按摩[①]

但是，在怀孕期间，这种收缩练习却有害无益。如果阴道肌肉通过锻炼过于紧绷，对于分娩是非常危险的。母亲在分娩时需要更用力，这会使腹部器官也被向下推得更低，从而产生一系列不必要的后果。比如器官下垂、失禁或是痔疮。通过产道的婴儿，也会受到强大的挤压，而不是应有的产道按摩。

交织的骨盆肌群

如果会阴部过于紧绷，反而会比相对放松的情况下更容易撕裂。本书的练习，将引导你学习如何去调动坐骨、耻骨和尾骨周围深层的肌群——它们与其表层和中层的肌肉相互结合构成骨盆底部肌群。你不必担心，就像一件衬衫，前胸和后背的部分比较结实，而容易撕破的往往是扣眼。

只有内层的肌肉是从各个角度与周围的肌群相互联系，紧密交织的。

① 此处指的是婴儿在顺产通过产道时受到母亲阴道壁的挤压产生的按摩。——译者注

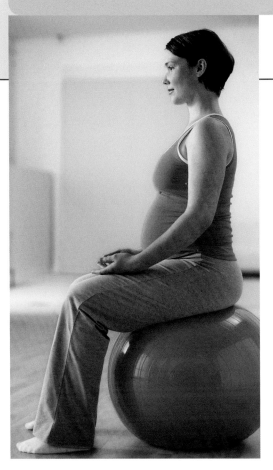

比如，它们是在内层与髋部和腿部以及下背部和腹部肌肉相交织着的。这个交织成网状系统的肌肉群就像一个可以活动的紧身衣一样，支撑着整个身体。

理疗的精确性

"阚提妮卡锻炼法"遵循人体结构的基本原理。这种理疗学上的精确性能够确保在锻炼过程中，骨头、关节、肌肉、肌腱和韧带不受损伤。刚开始按照此书练习时，你可能找不到那些你原先比较熟悉的简单术语，比如"绷紧臀部""收腹"或者"背部向下沉"等。同时，你会觉得本书中的动作描述得有点复杂，甚至一些健身教练和理疗师偶尔也会觉得不好理解。因此，在后面的练习中，每个动作都有相应的详细描述。

在锻炼的时候，请你一定详细阅读动作描述并仔细观察图片。任何动作都不是偶然发生的。比如，如果能够将肩部打开平放在地面上，或将腿部展开，那你的动作就做对了。

如图，这样的坐姿是完全正确的：肩部是完全放松的，头部姿势也是完美的。

骨盆

支撑人体的最大的骨质组织结构——骨盆，由骶骨、髋骨和尾骨这几大部分组成。健康的骨盆呈漏斗状，上宽下窄。并且，在中间有均匀的圆形或心形开口。骶骨关节，两个髋关节，耻骨联合和骨盆底部及髋部细密的肌肉组织共同作用，使得整个骨盆灵活有弹性并且适应力强。这些肌肉组织既各自独立又互相交织，赋予骨盆灵活性和柔韧性。有健康和灵活的骨盆，才能有健康的髋关节、灵活有力的脊椎，甚至连我们的胸部都能得到很好的支撑。骨盆支撑着我们全身所有大的关节（脚部关节、膝关节、髋关节、脊椎关节和肩部关节）。同时，在孕期，骨盆还要负荷不断增大的腹部的重量。因此，健康的骨盆能够预防由于腹部重量的增加带来的损伤，使得孕妈妈不那么辛苦。骨盆的柔韧性也是能否顺利分娩的关键因素之一。

"骨盆摇篮"和"骨盆秋千"

这两个名称是来自一个动作，旨在锻炼骨盆，为分娩做准备。通过动作的练习，我们可以帮助胎儿顺利入盆，当胎儿入盆并位于分娩的有利位置时，我们就可以有效地利用阵痛推挤胎儿通过产道，并且在下一次阵痛到来之前，积蓄力量，再次推挤，从而顺利分娩。

坐骨

在骨盆底部边缘有两个"环状骨"，在此处有许多来自骨盆边缘的髋部肌肉延伸至大腿骨处，与之相连接。"阖提妮卡锻炼法"的骨盆肌群练习以骨盆底部的坐骨为出发点，锻炼骨盆底部的肌肉组织群。当单独活动坐骨部位的时候，骨盆底部的肌肉能得到有效的锻炼。

耻骨

耻骨是骨盆的前缘，位于阴毛下方，可清晰触到。骨盆左右两片并不是一个整体，而是在耻骨处连接。在分娩时，由于激素的作用，耻骨联合会打开，便于胎儿头部从产道娩出。骨盆的柔韧性越好，在分娩的时候，耻骨联合被过度拉扯的可能性越小。耻骨联合也是骨盆能够保持正确形态的关键，它通常和尾骨共同协力发挥作用。

尾骨

尾骨位于我们人体脊椎底部。由于人类直立行走不再需要摆动尾巴来保持平衡，脊椎底部的最后五节脊椎骨在发育的过程中长到了一起，成为尾骨。当我们收紧盆底肌群和脊椎时，就能感觉到尾骨的存在并且保持它的直立状态。在"阚提妮卡锻炼法"的骨盆肌群练习中，尾骨和坐骨以及耻骨共同作用，可以强健骨盆肌群。尾骨和骶骨相连，锻炼使之更加灵活。

骶骨和骶骨关节

在人体腰椎下端和尾骨之间，有五节比较宽的，称为骶骨。骶骨侧面有小孔，神经从此处通向髋部肌群，通过腿部肌群，直至到达脚部。骶骨越舒展，小孔就越大越圆。当我们坐、躺、弯腰甚至是摔倒时，骶骨和尾骨会挤在一起。此时，骶骨上的圆孔会变成细缝。当身体伸展开时，细缝又会打开，变为圆孔。

细密的组织结构

骶骨边缘和髂骨构成了髋关节。髋关节由纵横交错的各种韧带支撑和保护。髋关节还能不受骨盆肌群的牵制自由活动。如果掌握了这一生理特点并合理运用，就能长久保持骨盆的

灵活性、柔韧性和承压能力。在孕期人体会分泌更多的激素，促使这些韧带更柔软，更有韧性。骶骨关节和耻骨联合构成了骨盆底部的环状整体。垂直方向的收放训练保护了这部分结构，并能有效预防耻骨联合过早分开。

盆底肌群

骨盆底部密布着一层厚厚的像地毯一样互相交织的肌肉群。这层肌肉群的生长，会根据人体运动和需要而变化。人体的腹部内壁要由有支撑力的腹部底层肌肉组成。其肌肉组织结构与哺乳动物非常相近。通过观察家里的猫咪或者是动物园里的老虎，我们会清楚地发现腹部的这种扇形肌群。但是其功能，在我们人类身上已经完全发生改变。

外层的肌群（耻骨直肠肌，肛门外括约肌）

这部分肌群包括围绕的阴道、尿道和肛门的一圈带状肌群。最外层的肌肉在会阴处与中层和内层肌肉相接。当在锻炼这一大部分区域时，里

19

外肌层都会相应得到激活和放松。在"阙提妮卡锻炼法"的骨盆肌群练习中，没有单独训练外层肌群的练习，而都是结合中层和内层肌群一起练习。在盆底呼吸训练中将有意识地单独锻炼外层肌群，旨在将来让分娩更轻松。

中层的肌群（会阴深横肌，会阴浅横肌）

中层肌群像是一个位于两侧髋关节之间的展开为三角形的蹦床。前端与耻骨相连，后端与直肠外层和内层的肌肉相连。

由于骨盆的生理结构有直立性和对称性的特点，我们可以感知到中层肌群的存在并利用它们。通过训练，采用正确的骨盆姿势行走，会给髋关节带来长久的保护并保持骨盆底部肌肉的紧实，从而骨盆能一直保持 V 字形状态。

内层的肌群（耻骨直肠肌，耻尾肌，尾骨肌，髂尾肌）

内层肌群呈扇形，后端从骶骨至骨盆两侧边缘、坐骨和髋关节，前端

至耻骨。其中有一部分就是肛提肌。

在这个"肌肉盆"里，人体的下腹器官和肠道就像在一个碗里。最外层的肌肉在会阴处与中层和内层肌肉相连接。通过韧带组织，内层肌肉和背部、髋部和腹部肌肉相连。如果能够有效地利用这种连接，就能使这部分肌群拥有核心力量，让整个骨盆肌群既有灵活性又有支撑力。

"阙提妮卡锻炼法"的骨盆肌群练习以促进骨盆肌群的连接为重点，从而有效地预防骨盆底肌群无力及其不良后果。

"阙提妮卡锻炼法"的骨盆肌群练习以内层肌肉训练为中心。如果能够正确有效地运用这些肌群，我们的脚部、腿部和髋部关节将免受不断增加的体重的影响，从而得到有效的放松。同时，我们的脊柱也能够通过强有力的盆底肌群支撑，直立时更轻松。

交叠的肌肉群

盆底肌群的内层肌肉，位于背部，与髂肋肌相交织。同时，它们还与本就位于背部的背部肌群相连接。这里

有 200 块左右的小肌肉组织，共同保护和支撑着脊柱上的每一节脊椎骨的活动。

腹部的肌群也是腹部深层肌肉和来自骨盆肌群的肌肉，与髂腰肌、髂肌综合连接在一起。骨盆底前侧的肌肉通过锥状肌（解剖学：起于耻骨前和耻骨前韧带，止于白线）与腹壁的外层肌肉相连。

人类的身体上，臀肌下部有一套有力的肌群，可以通过骨盆底部激活和调动。它们是闭孔内肌、闭孔外肌、双子肌、梨状肌和股方肌。这些髋部肌肉组织同时还与大腿的肌群相连接，在每次活动盆底肌群的动作中也同步受到锻炼。

这套完全互相交织的肌肉群有其十分重要的作用。在生理上给骨盆强有力的支撑，也是拥有一个健康强壮的背部的前提，同时才能有健康灵活的髋部和膝部关节以及平坦有力的腹部。

支撑脊柱

人体的脊柱由 24 块脊椎骨组成：

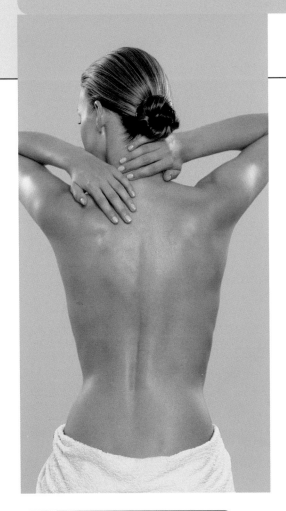

脊柱上的每一节脊椎骨都被许许多多小块的肌肉组织保护和支撑。

7 块颈椎骨、12 块胸椎骨和 5 块腰椎骨。这些椎骨像一摞搭起来的积木一样，使脊椎是一个相对不稳定且无力的结构。真正支撑脊椎，使其灵活又有力的是其周围的肌肉群。

脊椎周围的肌肉群，和位于骨盆底部的肌群一样，是我们人体日常赖以生存的重要部位。以往的各种肌肉锻炼都着眼于锻炼人体表面可见的肌肉群，而很少触及深层那些支撑人体骨骼的肌肉。

得到支撑才能放松

如果脊柱肌群不够有力，那么在孕期是很危险的。随着腹围的增大和腹部重量的增加，不能受到肌肉保护的脊柱会前倾。由此会增加腰椎突出的风险，胎儿的发育也会受到限制。

同时，腹部的肌肉也会受到过度的牵拉和扩展，从而提高了发生产后腹直肌分离的概率。也就是说，腹部肌肉由于过度拉伸产生空隙，且此空隙在产后不能闭合。反之，如果脊柱肌肉群相对有力，能够在每一块脊椎骨上起到有力的支撑作用，就能避免上述情况发生。因此，在"阚提妮卡锻炼法"的练习中，脊椎肌群也会同时得到锻炼：有力的骨盆作为基础，能够有效地支撑脊柱。被有力支撑的脊柱，同时也是胸腔挺拔直立的前提。胸腔直立挺拔，就能缓解肩部的压力，使其放松。这样，我们就能轻松保持

伸展和正确的身姿了。

放松脚部

通过锻炼，如果能够正确运用骨盆底部肌群，就能使我们在孕期有效地缓解腿部和脚部的压力。以此施展脚部作为一个紧密连接在一起的踏板结构的作用。

在后面的练习动作中常常会出现这样的动作描述：大脚趾关节和足跟

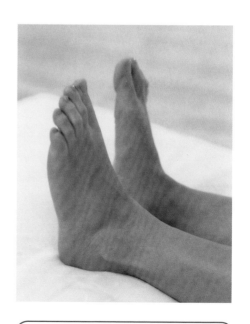

"足部屈伸"动作：跖骨紧绷，脚趾放松。

紧紧抓地。当你往脚底的这两点施压时，足弓（横弓和纵弓）和距骨关节就会自动被激发。主动的紧绷有助于预防变形，如拇指外翻、拇指内翻、拇指强直、扁平足、半平足、扇形足。

足部屈伸

"足部屈伸"（flex）是芭蕾舞中的一个足部动作术语，意为：跗骨（即脚掌）紧绷，脚趾和腿部放松。这个足部动作也是完全符合"阚提妮卡锻炼法"的原则，因为在这个动作中，肌肉、骨骼、韧带都遵循其自然规则，得到了锻炼。

在"足尖前绷"这一动作中，脚趾尽可能地向前绷直，类似于芭蕾舞者穿芭蕾舞鞋时脚趾向前绷直的动作；还像我们女性穿高跟鞋时，脚趾也同样要被向前挤到最前端的位置一样。

我们可以通过足部的屈伸动作，轻松地激活盆底肌群。"足尖前绷"的动作也能起到同样的作用，相对来说，这个动作的难度稍大，但是通过一定的练习就可以熟练掌握。

挺胸

人体上下的状态是呼应的。上半身如果驼背弯腰，下半身的骨盆也会倾斜和位置不正。如果胸腔和骨盆能够保持正确的姿态并呈一个球体，上下两半相呼应时，腹中的胎儿就能够得到更多的空间，更好地发育成长。

横膈膜的位置相对自由，并在每次呼吸时，它都会扩张。当我们把胸挺起来，呼吸就更自由顺畅。同时，怀孕期间常出现的恼人的胃灼烧现象也能通过挺胸、扩胸的动作得到缓解。

孕期如果驼背弯腰，还会伴随出现肩部的不适。同时也会影响胸腔的姿势的归位并会导致支撑胸部的肌群的松弛。

肩部的正确姿势

当我们的骨盆、脊柱和胸腔都处于正确的姿势时，肩部就能够得到放松。肩部的放松可以解放双臂，这样我们就可以更好地拥抱孩子和我们的世界。当各部分肌肉和谐放松时，它们就不会在我们孕期和产后那么疲劳。当我们将身体挺直，肌肉群就能得到自然的放松与按摩，这同时对胸部肌群很有益处，尤其可促进母乳更好地分泌。因此，后面的许多动作中也会包括肩部和手臂的动作。

头部抬高

当我们的躯干能够正确地挺直并放松时，我们的头部就会感觉非常轻松。对于"脊椎动物"来说，我们身体最好的伸展状态就是，躯干处于一种"拉应力"作用下，即耻骨和尾骨向下沉，头部向上伸展，构成一个互相拉伸的力量。而不是一味地在脊椎底部用力向下，或者一味地抬高头部向上牵拉，这些都会导致身体的不平衡和不协调。

这种牵引和对抗牵引的相互作用力，为身体带来力量、能力、爆发力和觉醒，并能使你魅力四射。能够达到这种平衡的秘诀在于，从容地调动各部分肌群，使其紧张起来——就像池塘里的鳟鱼、树上的麻雀，或丛林中的长颈鹿一样自然。要达到放松的"紧张"就必须调动身体内部深层的肌群，因此，后面的训练动作，诸如平躺、坐立和站立的基本体位动作中的某些部分，对初学者来说，可能会有一定的难度。

流动的力量

"阚提妮卡锻炼法"中使用的动作，都是基于生理学角度研发的，并且调动深层肌群的一系列动作。这意味着，动作的幅度不能太大，如果幅度过大可能会适得其反。同时，动作虽然小和缓慢，但是从微观上来说，强度和深度较大。当你能够熟练掌握这些动作时，就会发现，你在调动盆底肌群的同时，会感受到一股像电流或脉搏跳动一样的力量，这来自肌肉。

呼吸

请你做一次深呼吸。发生什么情况？请坐到一面镜子前观察自己。在吸气的时候，请模仿小鸟首次学习飞行一样，展开身体，把手臂连同肩部一起向上打开，是不是胸部也同时跟着上升？甚至下巴也抬高了，就好像鼻子要往上伸去呼吸更高处的空气一样，对吗？然后呼气的时候，是不是

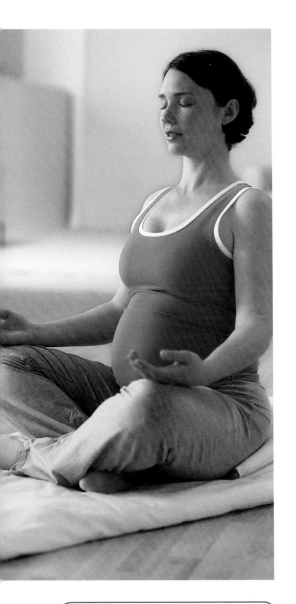

以伸展的姿态、放松的肩部进行深呼吸。

一切都跟着向下沉?

但遗憾的是，我们大多数人平时的呼吸并不是这样的，而是幅度很小的，平静的。

呼吸是生命赋予我们的最基本的礼物，世界上最自然的事情。呼吸是最原始的信任，是自我觉醒，是生命活力的源泉。请你一定要好好利用这能够给我们带来健康的来源。认真对待每一次呼吸，并在后面的练习中做到深呼和深吸。

冥想式呼吸

每次锻炼时，你都可以进行一次呼吸冥想，以便短暂但深度地放松自己，或者和腹中的宝宝进行对话。当你能够熟练地掌握呼吸技巧，你便可以随时将其与训练的动作相结合。这样，你就会发现，动作的效果更好，同时你也感到更舒服，身心愉悦。所有的呼吸冥想，既可在平躺时进行，也可用于坐姿，或体式变换之间用于放松。它还能很有效地帮助改善失眠，亦可作为小憩。

有意义的训练可以达到的效果

孕期

☑ 孕期的日常变得更轻松；孕妈有更强的自我意识和自信心。这也有助于克服忧虑和恐惧。

☑ 挺直的体态能够支撑骨盆、脊柱和各个关节。坚持练习可以有效地缓解和改善驼背。

☑ 可有效预防不良姿势导致的常见的体态损伤（如脊柱前凸、坐骨神经综合征等）、骨盆底部和下腹部器官下垂，也能有效阻止骨盆前倾。

☑ 增强免疫力，集中注意力。孕妈不易受到压力的影响。

☑ 降低患代谢病的概率（如糖尿病）。

☑ 增强消化功能，预防肾梗阻，调节血压。

☑ 有助于控制体重增长，以自然方式控制食欲。

☑ 肌肉保持有力、灵活、富于弹性，并能更好地适应由于激素激增带来的机体变化。

☑ 促进皮肤的血液循环，有效预防妊娠纹的产生。

☑ 可预防失禁（不能控制大小便）、痔疮、外阴静脉曲张（阴唇部的静脉曲张）。

☑ 使血管紧绷，有效预防静脉曲张和大腿、小腿肚的痉挛。

☑ 保持腹部肌肉组织弹性，有效预防腹部妊娠纹的产生。

☑ 保持器官的稳定。体态正确也会减少胃灼烧的发生。

分娩

☑ 越来越信任自己的感觉。

☑ 使用正确的、保护骨盆的体势，使分娩更轻松。

☑ 骨盆肌群能够有意识地反应：绷紧和放松。

☑ 结合阵痛，利用阵痛，使胎儿在分娩过程中得到按摩式的推挤。

☑ 有效保护耻骨联合。

产后

☑ 促进产后机体更快地愈合，比如分娩时的外阴撕裂、侧切或剖宫产。

☑ 促进乳汁分泌，哺乳更轻松。

☑ 人体的激素和精神得到积极的影响。

☑ 腹直肌分离能快速并完全愈合。

对婴儿

☑ 从解剖学角度看，胎儿得到更好的分娩姿势，在母亲腹中能得到更多空间。

☑ 婴儿间接获得良好的体态。

☑ 发生胎位不正的概率很小（横位、臀位、斜颈等）。

☑ 婴儿能够获得更强的神经感知，有效促进早期的大脑成熟（触觉的、听觉的、感知的）。

☑ 健康的新陈代谢；更好的机体免疫力。

☑ 增强了婴儿对母亲的原始信任和其心理稳定性。

☑ 较少出现神经紊乱和情绪紧张不安（爱哭闹、肠绞痛）。

基础训练

通过本套练习，你的骨盆将更加强壮。你能成为自己身体的塑形师，调动和协调自身的各部分肌肉组织。发掘骨骼和肌肉中的潜力，达到身体的最佳状态。塑造最优美、最有力量和灵活的身形。

基础练习

你是否想过要怀孕？是第一次、第二次还是第三次呢？你可以通过这套基础练习做好怀孕的准备，它也会使你的身体变得灵活、性感以及稳定。此外，你还能得到优美的身体曲线。

通过本套练习中对骨盆肌群的训练，使你的身体适合怀孕并且有利于受孕。甚至能够在性生活过程中感受到骨盆肌群有意识地绷紧和放松，由此加强、延伸快感。运动中的肌肉能够刺激神经并促进血液循环。此外骨盆也能拥有更好的供血。身体能够更多地释放怀孕所需的激素——这些激素也可以使你有好心情。

身心的"重生"锻炼

若你已经孕育了一个或多个孩子，想再孕育一个，"阚提妮卡锻炼法"中的骨盆肌群练习会帮助你在身体上和精神上焕然一新。一般来说，你的身体从孕期、分娩和哺乳期中完全恢复过来需要整整两年的时间，而规律的深层肌肉锻炼有效地支持并且加快这个"重生"过程。

可喜的"副作用"

良好的锻炼使身体做好迎接下一个孩子的准备，你和孩子会有一个更好的开始。一个更加精力充沛的身体使你更有力量迎接新生命，同时有效避免乏力、疲劳的现象。通过锻炼，肌肉之间相互有力结合，也能起到保护器官、矫正子宫位置的作用。基础训练使身体大幅度复原，即便是轻微

信息

为了配合本书的动作练习，你需要准备：一个大体操球，一个软球，易充气的气球或垫子，一个凳子（接触处表面平坦），一个冥想垫，一个瑜伽垫和一条可折叠的毯子。

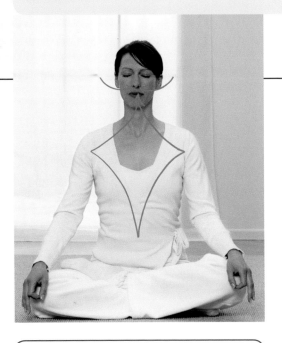

的尿失禁和膀胱无力也可以通过基础锻炼得到缓解。

呼吸

呼吸为人体、心灵和精神提供最基本的养分。它为脊髓、血液、骨骼、器官、肌肉、筋络、经脉、软骨和神经——甚至人体每个细胞带来营养，并且多多益善。有意识的呼吸训练能够使你找到身体内部的阻塞处，并有助于

基础呼吸：空气从鼻腔进入身体各处，使整个身体轻缓地放松。

慢慢减少抽筋的现象。以下的呼吸训练能够锻炼口腔和咽喉中的肌肉组织，并有助于减少打鼾、磨牙和双下巴。

基础呼吸练习

找一个最舒适的位置坐下。盘腿而坐，借助冥想垫或凳垫直立而坐。

● 第一步

将嘴巴轻轻张开，舌根向上轻抵上颚，保持不动。用鼻腔吸气、呼气，呼吸的节奏由自己掌控。

伴随着每一次的呼吸，身体更加平静。请感受一下：每次吸气，空气

基础训练——你该这样做

→频率

每周 2 次，两次锻炼之间最多间隔 5 天；每次锻炼后休息两天放松肌肉。

→时长

整个练习最多持续 30 分钟，或者将流程分段完成。

→耐力训练

每周 2 ~ 5 次，每次 30 ~ 60 分钟步行、骑自行车或游泳，同时注意脉搏不超过每分钟 140 次。

去了哪里？它在何处停住？在何处处于紧张状态？请与你的身体对话，使其尽可能放松。"亲爱的胃，你可以慢慢放松。"或者是："慢慢跟随呼吸放松，亲爱的肩膀。"此时，你的身体任由你差遣。请有意识地将呼吸引入身体的各个部位。

- 第二步

吸气时有意识地收紧骨盆，呼气时骨盆放松。

- 第三步

吸气时将骨盆一侧肌群收紧，呼气时放松。然后换另一边进行。

- 第四步

阿育吠陀瑜伽（Ayurveda-Yoga）变形而来：在吸气和呼气的过程中将喉头抽紧并发出轻微的呼噜声。

心脏和手部

驼背、沉肩放松地坐两分钟，而后再直立坐好：直立并均匀分布力量坐于两侧坐骨上，抬高头部，放松肩部，手臂自然下垂放在身体两侧，不要夹紧。维持这个姿势两分钟并感受心境的变化。

- 第一步

保持直立坐姿。用胸腔吸气，用肩膀呼气，每一次呼吸都使身体更加开阔。请你感受一下心脏的律动。

- 第二步

将双手指尖置于胸腔中间位置并轻轻抚动胸腔表面，一只手轻轻向上抚动，另一只手轻轻向下抚动。

- 第三步

摩擦两手手掌，直到两手发热并能感受脉动。而后将两手轻轻张开置于胸腔下部表面。

吸气时将空气引入双手处同时扩展胸腔。

- 第四步

再次摩擦手掌直至能够感受脉动。将双手置于胸前，十指相触呈尖塔状。请你感受一下能量在双手间流动。

探索骨盆底部的奥秘

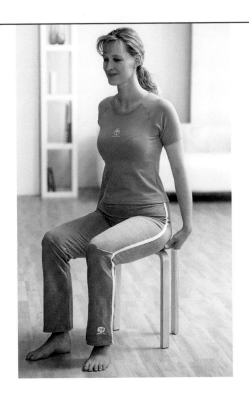

负担。

● 经过反复练习，慢慢地你能达到一个骨盆并不需要完全地放松，而是部分地放松，而后马上又能绷紧的、有节律的、收放自如的锻炼效果。

● 坐在一个表面平坦的凳子上。双脚分开与髋同宽，大脚趾关节和脚跟外侧紧紧固定在地面上。用手指触碰到坐骨突起处并将重心置于坐骨上。

● 将头顶向上方拉伸，耻骨和尾骨向下方拉伸，直到感到背部完全拉伸同时又完全地放松。肩胛向外向下。

● 将坐骨突起处向前方会阴部拉伸，而后放松，再向前拉伸，频率由慢渐快。

● 此时你能感觉到，骨盆如何使大腿轻轻向外转动，由此减轻髋骨的

→ **动作要领**

脚掌和脚趾必须放松，如果用力将脚趾向上翘起或向地面扣紧，可能会出现小腿肚抽筋的现象。动作开始之前，当用手感触到身体已坐于两侧坐骨上时，可将双手撤出，自然放于大腿上。为了给骨盆热身并使身体保持直立姿态，请你做30次骨盆拉伸动作。

→ **作用效果**

探索骨盆底部深层肌群结构，通过练习使其更有力并互相连接形成网状肌群结构。同时能够矫正骨盆姿势，收紧脊柱。

→ **温馨提示**

这个练习可以在日常生活中进行：在桌边、在办公室、开车时、坐车时，或在飞机上。

直立端坐

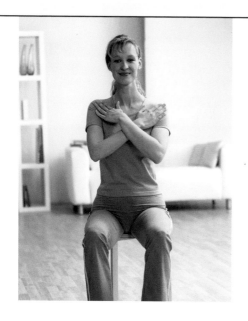

个椎骨,最后在头顶处呼出。重复7次。

● 再次吸气时,不改变位置,脚跟用力向地面方向推。感受吸入的空气经过腿部、骨盆到背部慢慢向上到达头顶处呼出。重复7次。

● 坐在凳子上,将双脚分开与髋同宽。将身体重心放至大脚趾关节和脚跟外侧,足弓和跟骨垂直于地面。

膝盖稳定位于脚部上方,与臀部处于同一水平线上。手臂交叉放于胸前,手掌于肩膀前与肩同高。

● 调动骨盆肌群并借此使双腿动作保持稳定。大腿轻轻向外转动,坐骨和尾骨保持在同一支撑面上,拉伸下背部,保持上半身直立并将头顶向上拉伸。肘部向下拉伸,使两个胳膊略向外扩展离开肩部,此时你的肩部可向外向下伸展。

● 吸气时将两侧坐骨向中间收紧,感受吸入的空气从尾骨、骶骨经过整

→ **动作要领**

注意如果过度绷紧,你可以通过呼吸进行放松。若你在最初达到直立坐姿有困难时,请找一面墙,将瑜伽球或气球放在身体与墙面之间,背部靠在球面上。

→ **作用效果**

通过练习,可以感受到,呼吸是如何帮助和支持直立的姿态的。一定要认真感受,骨盆与呼吸如何互相配合,并且骨盆是如何自主地通过你的呼吸收紧和放松的。

→ **温馨提示**

这个练习可以经常在日常生活中简单地进行——只要是坐着的时候。如果坐在一把有靠背的椅子上,不要向后靠,向前挪,坐在椅子前缘即可。

背部肌群锻炼

● 收紧直立而坐，如前页所描述。准确地将重心置于坐骨上并收紧背部，上半身向前方下沉，背部保持平直。

● 将手臂弯向内侧，抬至与肩同高。肩膀下沉并放松。小臂向内旋转，使大拇指朝下方、手掌朝前方。将手肘尽可能地向两边拉伸，直到明显能感受到肩部又继续下沉。这使大臂上

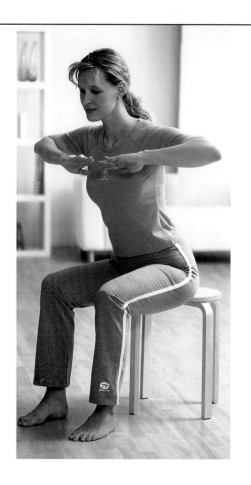

端与肩膀之间有更大的扩展空间。

● 将手肘朝相反的方向拉伸，放松，然后再拉伸，重复多次直到感到胸腔开阔。重复 20 次。

● 想象在你的胸骨中间有一个旋转铰链。将你的上身慢慢地转向左侧，同时下巴向右侧转动。而后相反方向：上身向右侧转动，同时下巴向左侧转动。整套动作每侧重复 5 次。

→动作要领

在练习过程中将坐骨向下向后放置，借此骨盆和背部保持直立。在吸气时收紧坐骨，呼气时放松。尾骨和头顶在整个练习过程中处于对立，分别位于力的两侧。脊柱被拉伸，每一处肌肉共同协作完成动作。

→作用效果

整个骨盆肌肉结构共同运作。脊柱被收紧，骨盆和胸腔从根本上被矫正为直立姿态。背部肌肉和骨盆肌群相连接并更加强健。胸腔脊柱变得更加灵活。

→温馨提示

这个练习非常适合作为放松练习。

肩部放松练习

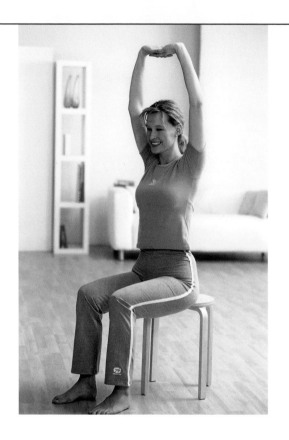

- 端坐于凳子上，保持身体直立不放松，重心置于两侧坐骨上。

- 为了调动骨盆底部肌群，请将两侧坐骨向中心靠拢收紧。在此过程中你能够感受到，骨盆下方收紧，骨盆上方更加开阔。

- 将双手手指交叉，手臂向上伸展。手掌心朝上，用力向上推，直至肩部关节也被向上拉起。现在使肩膀尽可能地呈水平状，然后将伸展的手臂向外向下沉，同时将头顶向天空的方向拉伸。重复 5 次。

→经验分享

自从生了第二个孩子后，我感到我的身体并不像从前那样精力充沛了。我的腹部变得松弛，胸部下垂，因为总抱孩子导致背部一直疼痛。在做了几个课时的"阙提妮卡培训课程"之后，我感觉我又能直起腰来了，背部的疼痛慢慢缓解，我的心情自然也是显而易见地变好了。

玛丽安娜，来自柏林

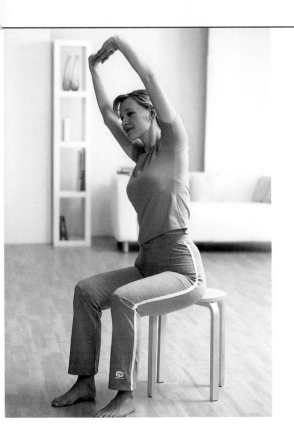

→ **动作要领**

腰身两侧保持拉伸的状态，肩膀保持平行，头向上拉伸使脊柱形成一个和谐的"C"状曲线。

如果无法伸直手臂，说明你的背部没有用力绷直。那请将你的尾骨尽可能向下，头尽可能向上拉伸，直到感受到腹部与背部被拉伸。同时颈部也跟着伸长。向上伸展的手臂应不触碰到耳朵或者头部。

→ **作用效果**

骨盆中部结构和内部结构与躯干肌肉的相互作用，使骨盆状态更稳定。手臂和肩膀分离，使手臂更有力。

→ **温馨提示**

若你有驼背的习惯，这个练习对你来说在开始阶段可能会有些困难。那就先按照动作要求，完成 1 ~ 2 次，下次再做练习时你就可以重复动作 3 ~ 4 次了。

• 左侧坐骨不要离开凳子，牢坐在座位上。肩膀向外向下沉，交叠的双手用力朝右侧拉伸，但是左侧坐骨不离开座位表面。（如上图）

• 重新坐直后，右侧同样动作。每侧重复练习 3 ~ 5 次。

背部伸展

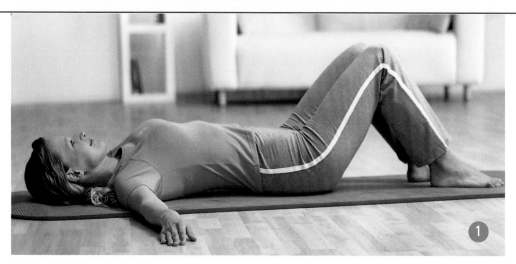

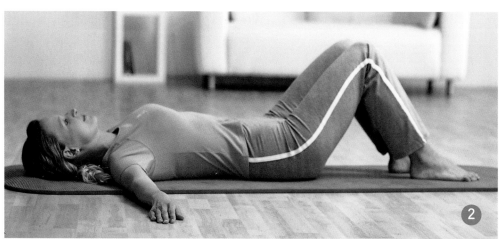

● 背部朝下平躺在一个瑜伽垫上，双腿弯曲并分开，与髋同宽，两膝分开，同样与髋同宽（如上图1）。

● 在体侧伸展手臂，将手臂放置与肩同高的位置，将中指用力向外侧拉伸，直到感受到肩膀放松地平放在地面上（如上图2）。其余的手指也是放松的状态。不能倾斜骨盆。注意你的腹部应该是伸长的状态。耻骨应与髋骨同高。

● 将坐骨首先向地面的方向推动，然后收缩，这是为了使骨盆肌群活跃起来。

● 将耻骨和尾骨向脚跟方向拉伸，头顶向相反方向拉伸，背部贴地。重复多次，直到能够轻松流畅地完成这个动作。

→经验分享

我从小就有脊柱侧凸的问题，怀孕后情况就变得更加严重，因此我必须不断地向我的矫形医生寻求帮助。康复保健体操只能暂时起作用。自从接触了"阑提妮卡锻炼法"，我便有意识地开始按照指示做练习。现在我的女儿两岁了，我还在哺乳期且总抱着她，但是我的背部不再疼痛并且做所有的动作都轻松多了，我甚至长高了3厘米。

康斯坦泽，来自莱比锡

→动作要领

若腹部不平或耻骨隆起，请先放松然后重新调整位置。臀部整体肌肉放松，只有跟骨盆相联系的髋部肌肉发力。整个过程中背部保持拉伸状态。

→作用效果

此套动作使得背部轻柔展开。传统的类似练习中，臀部紧绷，背部被挤压在地上。这会使背部被压平或者如果有驼背的情况，肩部会受到很大压力而完全绷紧。

但这个练习并不会使身体自然的曲线变直，而是优化身体曲线。

→温馨提示

这个练习你也可以在床垫上完成：晚上躺在床上，入睡前做几次背部练习。早上在醒来后重复几次背部练习。这样一来，你就会形成一个很有意义的习惯。

"背部伸展"练习也可以作为其他所有背部着地体式练习的基本动作和基本体式。

骨盆旋转练习

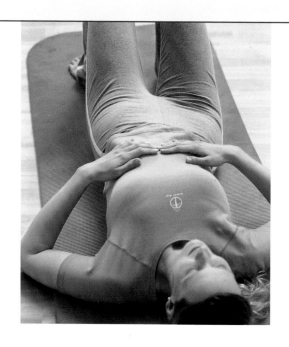

右脚、左脚、右脚……重复 20 次。脚趾放松平放于地面。想象着膝盖骨仿佛是木偶一样，被线操纵着向天花板的方向拉动。这个动作可以使髋部、膝部和踝关节得到放松，并起到伸展肌肉的效果。

● 将坐骨交替着朝脚后跟的方向拉伸，左侧、右侧、左侧、右侧……随着时间的推移，你可以将这个动作做到三维的效果。首先将坐骨向下拉伸陷入垫子中，然后向前直到骨盆像一个平放的 8 字形。重复至少 20 次。

● 请先做好"背部伸展"（见 38～39 页）的动作，脊柱和双脚平直地绷紧。手臂弯曲地放在体侧或轻轻搭在肋骨上。双腿微曲，双脚和两个膝盖之间的距离与髋同宽。你可以在脑后枕一个垫子，让颈椎骨和背部在同一直线上：下巴和颈部形成一个直角，骨盆垂直于地面，腹部平坦。

● 脚后跟轻轻向地面推动，仿佛脚跟被磁铁吸住。同时坐骨向会阴部收紧。坐骨轻轻放松，脚跟再次向地面推动，期间骨盆保持不动。重复动作 20 次。

● 脚后跟交替朝地面推动，左脚、

→ 动作要领

这个练习中旋转的动作应该是轻柔的，并且给你一种漂浮的感觉。大腿肌肉应是放松的。

→ 作用效果

骨盆变得更加灵活，骨盆底部每块肌肉各自独立得到锻炼。可以预防骨盆前倾，减轻骶骨关节的负担。

→ 温馨提示

这个练习你也可以在床上完成，如晚上入睡前、早上起床前。

髋部拉伸练习

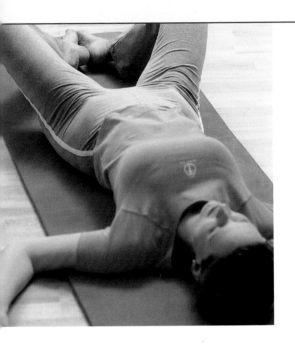

- 当你在熟悉动作以后，请将动作与呼吸结合起来。双脚脚掌相对用力合并时，吸气使骨盆活跃起来。
- 将呼吸通过脊柱往头顶处延伸。呼气时放松。重复 12 次。

- 背部朝下平躺，如"背部伸展"（见 38 ~ 39 页）动作中描述，绷紧脊柱。手臂放松呈 U 形置于身体两侧。
- 双脚脚掌相对，脚跟和大脚趾关节相对用力施压，骨盆因此也绷紧、提起并且在肛门之上朝骶骨提升。同时耻骨和尾骨向脚跟方向延伸。然后呼气，同时放松除了双脚以外的身体各部分。重复 5 次。
- 背部保持伸展，放松。将精力集中于从脚掌到骨盆的肌肉结构的相互作用，和与呼吸相协调的骨盆动作。在呼气时完全放松。

→动作要领

在这个练习过程中，大腿的骨骼保持不动，只有肌肉会轻微地向外转动。臀肌保持放松。

→作用效果

通过这个练习，你可以掌握如何打开和合拢你的骨盆。有了这个技能，你还能在性生活中受益。

同时，通过练习，你能够有效地调动盆底肌，使其在你咳嗽、大笑或打喷嚏时保护你的膀胱。

→温馨提示

如果在练习初期双腿分开时，髋关节感觉不舒服的话，可以在膝盖下垫一个垫子或气球。

41

"吊桥"练习

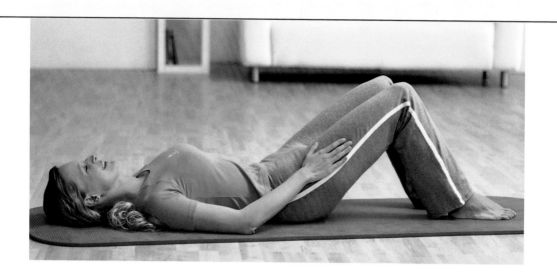

● 采用如"背部伸展"（见 38 ～ 39 页）动作中描述的背部体式。将双脚呈 V 字形摆放：双脚脚跟间的距离比脚趾间的距离小。这个动作可以使大腿能够做外旋动作。

● 如双膝间距离过大或过小，那么请你在中间夹一个气球。

● 将双手放松地置于髋关节处，如此一来你就能感受到在臀部深处的肌肉是如何运作的。

● 首先将坐骨朝地面的方向拉伸，然后收紧。

● 接着将坐骨朝膝盖窝的方向运动。肚脐下沉，下背部仿佛悬空。

● 继续拉伸坐骨，直至你感觉到最下面的三个椎骨轻轻地离开垫子。

→动作要领

"吊桥"练习是同时训练拉伸和强化联结。在练习过程中，你的精力集中于骨盆，其他部位都放松。在练习过程中，腹部如同一个凹进去的盆地（或像一个横剖的空心管子），而且完全放松。如果出现腹部紧绷时，请你立即调动背部而不是骨盆肌群。

→作用效果

通过此项练习，可以锻炼骨盆底部内层肌群与髋部肌群、大腿肌群和下背部肌群的结合与相互作用。并且训练之后，可以有提臀效果。

→温馨提示

对于下背部的抽搐是理想的急救训练。

盘腿端坐练习

● 首先在地板上盘腿坐好，若你的骨盆比较僵硬，请你坐在瑜伽垫的边上或折叠的毯子上。脚部不要像瑜伽动作中那样向外翻转，而是外缘着地，保持紧绷。这样可以锻炼脚部关节的力量，而不是使脚部受压迫。

● 坐骨向后拉伸，将背部绷紧，将坐骨再向后拉伸一点点。同时将膝盖向前拉伸。这样做能使关节放松。保持上半身尽可能笔直的情况下向前倾并将手置于地板上以支撑。

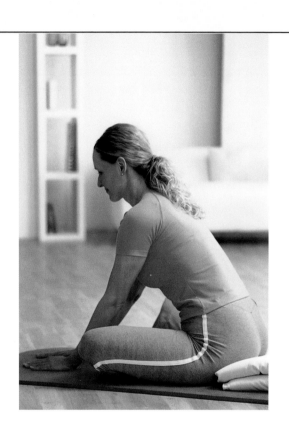

→动作要领

当你将脊柱绷直，感觉毫无压力，十分轻松，说明你的姿势很正确。

→作用效果

提高臀部和髋关节的柔韧性。使躯干肌肉组织和骨盆肌肉组织相互协调。放松背部。

→温馨提示

请你不要担心这个基础动作是否会导致腰椎突出，这种情况在这个姿势根本不会发生。你只要关注自己在这个练习过程中是否舒适即可。

● 收紧坐骨，放松，再收紧，再放松……这样交替进行，使骨盆仿佛在"眨眼"一般。

● 将坐骨尽可能地向后拉伸，将尾骨向下垂放。然后将坐骨再次向后拉伸，尾骨再次向下垂放。

● 仿佛气从骨盆底部吸入，并收缩坐骨。然后呼气并放松，同时上半身下沉一点点。再次吸气将调动盆底肌，呼气放松并将上身继续向下沉。

"小转椅"练习

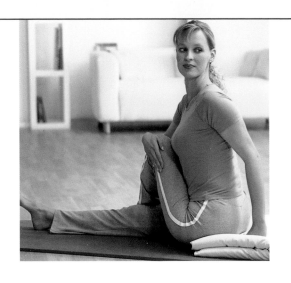

左手臂放在身后支撑以保持平衡。一旦你的脊柱绷直并且躯干肌肉能够共同起作用时，你就不再需要左手臂来支撑了。

● 动作维持 30 秒，然后放松做另一边的练习。

● 在地板上，若你的臀部肌肉较少，可坐在一个瑜伽垫上。将右腿伸直放置，脚跟向前推的同时坐骨向后推。直到你感受到骨盆完全达到竖直状态，背部自然绷紧，那你的动作就很完美了。

● 将左脚放置在右大腿的外侧。握住膝盖并将躯干向上提拉。头向上拉伸，仿佛要离开颈部一般。轻轻收紧坐骨并将其向下朝地板方向推动。

● 用右手臂将左腿抱住并将其朝身体的方向拉近。上半身向左旋转，以胸骨中心为轴心，头部跟着上半身一起转向左侧。肩膀保持放松，平行以及舒展向下沉。

● 必要时，作为初学者，可以将

→ **动作要领**

若你在一开始不能保持骨盆和背部的直立状态，那在每侧只停留一次或两次呼吸。然后放松再做另一边的练习。你将会惊奇地发现，你身体快速的学习能力。

→ **动作效果**

专注于垂直方向的绷紧状态。增强骨盆肌群和臀部肌群、背部肌群以及腹部肌群的协调能力。能够有助于使腰椎恢复到初始位置，使胸椎更加灵活。

→ **温馨提示**

这个练习是一个很好的热身练习，并且也是一个很适合于缓解日常压力的练习。

"信天翁式"练习

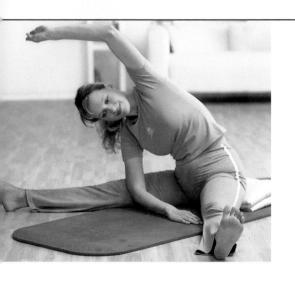

分,呼气的周期会更长。然后换另一边练习动作。

- 当你能够将骨盆垂直起来时,你不再需要坐垫,可以直接在地板上完成动作。如果足够灵活,你也可以将双腿伸直于地面。

- 坐在一个冥想垫的前缘。将坐骨、耻骨和尾骨向后推。这个动作使人感觉仿佛坐垫向后滑动一般。双腿伸直的同时脚面回勾。若这个动作起初对你来说有点难度,请你将右脚放置于左边大腿的内侧。

- 调动坐骨上方的骨盆底部肌群:收紧并将两边坐骨向下拉伸,使其接触到坐垫。手臂向上伸直。

- 上身向右腿靠近弯曲然后将重心往左腿方向偏移。将右臂轻轻搭在右侧大腿上。

- 耻骨和尾骨向下拉伸,头顶尽可能向上拉伸。吸气时用力收紧坐骨,呼气时放松。重复5次呼吸动作,每次呼气时放松拉伸的身体部

→动作要领

此组练习中,脊柱形成"C"状。当你将一个不舒适的拉伸动作维持过长的时间,肌肉会僵硬并且动作也会变形。

→动作效果

你的身体将学会如何让骨盆在运动动作中也保持垂直状态。关节处于开阔灵活的状态。肌肉组织与整个躯干相协调。

→温馨要点

若你无法感受到骨盆是否直立,可倚靠在一个瑜伽球上,或者倚在墙边完成动作。在练习过程中,坐骨要尽可能地接触地面并尽可能地靠近墙面。

腿部伸展练习

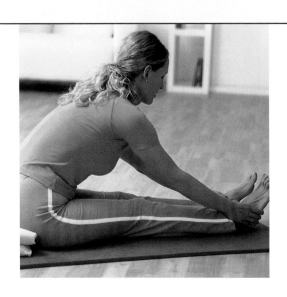

- 坐在瑜伽垫上或者坐在冥想垫的前缘处。将双脚垂直于地面，脚跟向前推，直到双腿完全伸直。同时将坐骨向后推，双脚脚面回勾。

- 用双手去触碰双脚，将上半身尽可能地靠近双腿。

- 耻骨和尾骨尽可能地向后拉伸。

- 用双手抱住双脚或小腿后方，双肩保持放松。头顶处向前向下延伸，使上半身形成一个椭圆形。

- 仿佛通过骨盆处吸气，同时收紧坐骨。仿佛通过头顶处呼气，同时放松骨盆。练习5个呼吸周期。最后小心地站起来。

→动作要领

若你的骨盆不是很灵活，可以选择倚在墙边完成动作。那么，你可由你的身体离开墙面得知你的体式出现错误，并纠正。

→动作效果

拉伸了膝盖肌腱和臀部肌肉，矫正骨盆并使其更灵活。增大了腰椎的活动空间。

→温馨提示

请听从你身体的感受。若你在起初双腿无法伸直，这是很正常的现象。请你想象你的身体正在伸展中，在脑中想象着你希望身体完成的动作，并且尽可能地注意呼吸的位置。

如何达到更好的训练效果

☑ （锻炼时）选择好时间和地点，尽量不受干扰。

☑ 短暂的训练持续大约 15 分钟，较长的训练持续大约 30 分钟。

☑ 每周坚持至少做 2 次，至多每周 5 次。肌肉需要两天时间的恢复。

☑ 基本动作一定做到位，才能使其有精确理疗效果的练习完全发挥作用，达到锻炼效果。

☑ 保持放松，即使在起初阶段练习动作让你觉得困难复杂。一步一步按照动作进行。若某个动作使你感到疼痛，请不要过度用力，放松之后，重新开始练习。

☑ 在每个动作停留时间不宜过长，做到完整完成并达到体式要求即可。动作不要太激烈，缓慢进行。（此处可以参照 24 页的概念——"流动的力量"）

☑ 每组动作最多重复 25 次，拉伸运动时最长不超过 30 秒。如果动作到位，这个频率和时间就已经足够了。

☑ 仰卧的动作不要延长太久。

☑ 每一个练习单元都要以放松和呼吸练习作为结束。

☑ 关注自己每天的状态。不要一味地追求训练量和训练强度，而是应该关注训练是否给你的身体带来舒适感。

☑ 请你将练习姿势融入日常生活中，将其尽可能地填充到日常生活的时间间隙中：吃早饭时练习端坐，在汽车里时可以做做骨盆旋转练习，或是在上下班的途中，在公车上或在地铁里，打电话时，见缝插针。一天之中有很多这样的机会。

作为补充的运动锻炼

倘若在孕前你已经是位非常有锻炼意识的女性，那你肯定也想在孕期继续锻炼，来维持你的最佳状态吧。

这对你和孩子来说是非常好的。如果你将日常运动锻炼和本书中的"阚提妮卡锻炼法"相结合，你和孩子将获益倍增。

以往，体育锻炼在孕期是被排斥的。原因很简单：医生和助产士希望一切顺利，于是最好的方法就是不做运动，这样可以避免运动导致意外流产。然而近年来，人们的这种想法发生了很大的转变。在20世纪还曾出现一种错误的观点，那就是，对于女运动员来说生产是一件很痛苦的事，因为她们的骨盆肌肉由于长期锻炼，过于硬化并且柔韧性差。如今人们更好地了解到，运动锻炼在孕期与在人生其他阶段是一样重要的。

缺乏运动的危害

怀孕期间过度保护，缺乏运动，常常导致一些例如代谢紊乱症等的孕期疾病，危害到母体和婴儿。同时，专家还指出，孕期缺乏运动也会使新生儿更易患上代谢紊乱症和过敏症，并使宝宝免疫功能下降。对于"孕期糖尿病"会产生的后续影响已经被证实。若妈妈在怀孕期间患了孕期糖尿病，那么宝宝在幼年和青少年期间就更易得糖尿病，并且这些宝宝往往也是超重的。

小贴士

规律的运动可以：

- 使血液循环正常。
- 加快新陈代谢，改善对母体和宝宝的氧气供给。
- 保护妈妈及宝宝免受孕期糖尿病的危害。
- 使各个器官保持良好状态。
- 避免过度地增加体重。
- 保持腹中胎儿的活力状态，使胎儿心情愉悦。
- 消除压力，促进"幸福激素"的释放并保持好心情。

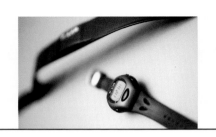

温和的运动

你可以在整个孕期都享受温和的运动锻炼。建议将心率保持在每分钟 130 ~ 140 次。当然，人与人之间存在个体差异。对于心脏和血液循环来说，想要达到最佳供氧状态和理想训练成效，基本原则是：你可以通过鼻子呼吸并且自身没有感到不适，那么你的身体就处于理想的心率范围。如果你是个运动达人，那么在孕期维持什么样的运动标准，需要你和妇产科医生、助产士或运动医学师咨询有关情况。

形成"肌肉塑身衣"

"阚提妮卡锻炼法"使你在运动的同时能够保持好心情：通过坚持锻炼，你的全身各部分的深层肌肉可以相互协作，变得更有力量，同时可以保护你免受肌肉、跟腱、韧带、关节和骨骼的运动损伤。全身的肌肉更有力，结合在一起有着类似于塑身衣的支撑效果，使腹中的宝宝免受巨大冲击。你可以每周做 2 ~ 5 次温和的有氧运动。你可以根据自己的兴趣和时间，安排制定一个个性化的锻炼方案，使其配合你的日常生活并且为你带来更多乐趣。

走路和散步

两种运动都是安全且有效的。它们能使心率加快并且促进血液循环，却不会加重器官的负担，而且腹中的宝宝也会很享受这种有规律的摇晃。走路和散步，每周可以各做 3 次，每次持续 60 ~ 90 分钟。采用间隔式锻炼的方法会更有效：首先开始慢走 10 分钟热身，然后快步走 10 分钟并闭上嘴只用鼻子呼吸，再进行 10 分钟缓步，然后做 10 分钟快步练习。现在流行一种"挪威步"，即滑雪式竞走。通过使用徒步手杖更有针对性地训练上半身和手臂。这使得运动过程中的效果加倍，有助于放松脊柱和关节。脖子和肩膀区域的肌肉僵硬也能很好地得到缓解。

游泳和水中体操

对于孕妇和宝宝来说，游泳的理想水温应在 20 ~ 35℃之间。你在游

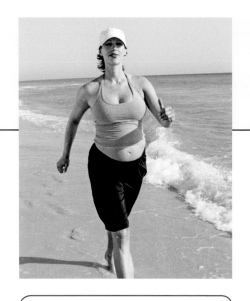

走步锻炼，不仅是散步：请你在怀孕期间选择舒缓的耐力运动。

泳时的姿态，请有意识地按照"阙提妮卡锻炼法"中学到的姿势去绷紧脊柱和活跃骨盆底部肌群。这能有效防止脊柱前凸（脊柱弯曲变形移位）。

瑜伽

"阙提妮卡锻炼法"的动作结合了很多运动模式的优点，比如瑜伽、气功和普拉提，并且所有练习都符合解剖学原理。在练习过程中，请你注意绷紧的姿势，并充分调动深层肌群，尤其是锻炼精准地运用骨盆底部肌群来锻炼。

本套练习在有些体式动作上有别于一些在亚洲流行的训练动作。比如，将双脚向内过度扭转，骨盆前倾或者后倾，这些动作可能会造成机体损伤。你在练习的过程中，一定要注意，明确什么运动对你来说是有益的。

骑单车

你很喜欢骑自行车，是因为自行车支撑了你身体的重量。如果有机会，请你试着保持相对平缓地并且以稳定的心率骑单车，这就是最好的孕期运动了。如果在室外道路起伏不平，那么骑单车就有一定风险，你可以改为在家骑健身单车：每次 20 ～ 60 分钟。采用间歇训练，并将心率控制在每分钟 130 ～ 140 次是相对理想的。

风险较大的运动

在你想尝试一些风险较大的运动之前，请咨询妇产科医生和助产士。是否可行，取决于你的身体状态，你是否有精力以及你对自己身体信号的了解程度。未经训练的孕妇不建议做网球、壁球和排球或有氧运动。力量训练和慢跑同样不适用。同时，我们不建议孕妇进行风险比较大的运动，比如滑雪、山地自行车运动、潜水、滑冰、爬山、坐滑雪板、拳击、滑翔运动、高空跳伞和冲浪等。

风险因素

若你出现以下不适的情况，请避免做强度较大的运动

- ☑ 贫血、心肺疾病、子宫口薄弱、早期阵痛（包括在孕初期）、在孕中期（4～6个月）或孕晚期（7～9个月）有出血情况。

- ☑ 孕期出现的高血压和心律失常、甲状腺疾病、肥胖症或体重过轻。

- ☑ 胎儿发育不良。

出现以下的警告信号请咨询医生或助产士

- ☑ 极端的呼吸急促，运动过后劳累，肌肉无力，肌肉疼痛、抽筋或肿胀。

- ☑ 头疼、胸口疼。

- ☑ 胎动减少。

- ☑ 提前阵痛或羊水流失。

若出现以下情况，请立即停止练习

- ☑ 感到不舒适，出现疼痛、感到头疼或恶心时。

- ☑ 出现流血（请立即去医院）。

若出现以下情况，请你不要做任何运动

- ☑ 被诊断为高危妊娠或多胞胎妊娠。

- ☑ 在怀孕早期出现过各种问题。

- ☑ 患病且医生和助产士不建议你做运动。

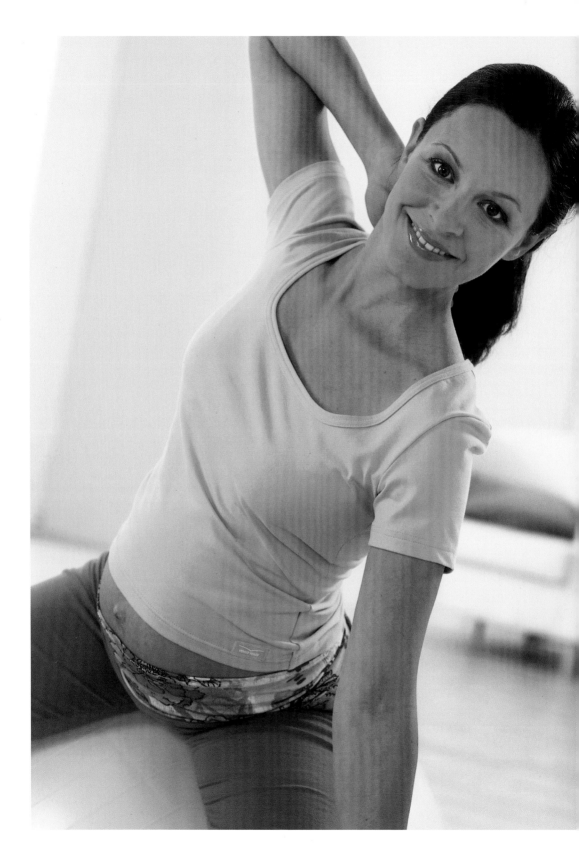

怀孕和分娩

　　你有至少两个理由，要让自己在接下来的几个月中好好对待自己的身体：你自己和腹中正在成长的宝宝。直立的姿势和具有良好柔韧性的身体会使你在怀孕期间倍感轻松，而有针对性的力量练习可以减轻分娩时的痛苦。你对运动的专注力会传递给宝宝，使他们天生具有良好的体态和运动天赋。

孕初期（1～13周）

胚胎在子宫内着床。身体内的激素水平处在特殊状态。新陈代谢也在变化，皮肤和肌肉变得更加柔软。在孕初期的锻炼动作中，你将了解并掌握正确的姿势，获得力量和更多的自信。

虽然从外表上看不出多少，可是实际上你的身体已经负担重重。从现在起，你就要把自己放在最重要的位置上。在怀孕初期，每周至少要花30分钟按照"阔提妮卡锻炼法"的简易动作进行练习，如果可以的话，再加每天30分钟户外活动——匀速步行、游泳或者骑自行车都可以——这样做可以促进心脏功能和血液循环，并且有利于改善新陈代谢，尤其是现在，这些器官开始为两个人工作了。有氧运动可以控制孕妇体重的增长幅度和血糖含量，因此可以预防有可能发生的妊娠期糖尿病。

脊柱呼吸法

盘腿坐在冥想坐垫上，这可以减轻髋部拉伸带来的不适。如果你的髋部此时仍是非常僵硬不能盘坐时，你可以在膝盖的下面垫上垫子。（此句的重点是"仍是"，通过"阔提妮卡锻炼法"，你的髋部会变得像黄油一样柔软。）

● 第一步

坐直，将重心置于两侧坐骨上，调动你的骨盆底肌。向下拉伸骶骨，头顶向上拉伸。肚脐轻柔地向胸骨方向上提，保持这种体态并尽量放松心情。

● 第二步

双手放松地放在大腿上。肘部重重向下沉，同时向两边拉伸。这可以

i **信息**

医学上将孕期分为三个阶段：1.孕早期（从受孕开始至孕13周），2.孕中期（孕14周至孕26周），3.孕晚期（孕27周至孕40周）。

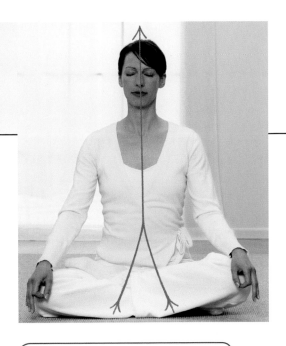

使肩膀摆在正确的位置。嘴巴微张，舌根缩回口腔后舌尖抵着上腭。请想象仿佛有一条线正拉着你的头顶，每次呼吸时就有一个看不见的手将你向上拉高一点。

- 第三步

吸气的时候内收两侧坐骨。感受气息是从坐骨底部进入身体，顺着脊柱向上运行，最后从头顶呼出去，这样的呼吸使你有长高的感觉。你会感受到，每次呼气时，身体不是变矮，而是变高了。

- 第四步

每次呼吸都会让你身体伸长，变得轻松。呼吸的时候身体越是伸长变大，横膈膜就会更加拉长张开。它的直径会像一把撑开的雨伞。此外子宫连在骨盆壁上的子宫韧带会紧绷起来。这样，宝宝在胎膜囊里就会像是躺在吊床里一样，随着妈妈的呼吸一起摇动。一旦你身体蜷缩变小，斜着或坐或站或走时，你的宝宝就失去了这样一个非常妙不可言的机会——可以在

> 每次呼吸，气息通过脊柱向上运行。这会使你身体伸长，变得轻松。

妈妈肚子里"荡秋千"。

- 第五步

请保持这样的姿势十分钟。可能初期你会觉得困难，感觉从头到尾身体都是处于紧绷状态地坐着。需要的话，你可以中间时不时地放松一下，弯一弯腰，扭一扭，转一下身，伸伸腿，然后再重新回到原来的姿势。

重要提醒

如果你习惯了你之前学过的呼吸技巧，那么肯定会不习惯现在的这个垂直呼吸法。请你在练习了这个垂直呼吸法之后，研究一下它们二者的不同，并且感受一下，你的身体里是否

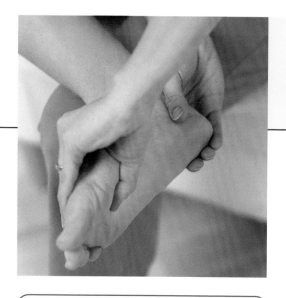

通过轻柔的按摩手法了解你的脚部结构。

有什么变化。

吸气的时候骨盆底打开，横膈膜的位置下降并且向下挤压内脏器官。这种呼吸法对于将来你在分娩时非常有利，吸气时，骨盆能完全松开，有助于胎儿娩出。在本书后面的很多姿势训练中，也有针对这个环节的练习。

日常生活中练习垂直呼吸法，对于怀孕期间意义非凡。横膈膜的直径会增大，增强了肋骨的柔韧性，给内脏轻微施压，使骨盆底坚实，身侧的腹部肌肉也变得更有力，同时还能有效预防在怀孕期间和分娩之后失禁情况的发生。

手部和足部

在孕 7 周里，胎儿会在短短几个小时内直接从脊柱上先长出双手，然后长出双脚——就像是从一根小树枝上新发了小小的蓓蕾一样。

● 第一步

舒服地坐直。把右脚放在左边的大腿上。用右手固定住脚后跟，左手捏脚掌，探究足部的结构。用均匀的力度沿着足纵弓按摩脚底。（如左图）

● 第二步

从脚后跟开始，分别向大脚趾关节和小脚趾关节的方向做对角线按摩。

● 第三步

用两只手在左右两侧握住脚的横弓，两手大拇指相碰放在脚掌中间中趾鱼际（脚掌上肉厚的部分）后面，用手指刮刷脚底和脚背。然后换成左脚，按以上方法按摩。

● 第四步

将双脚在地板上摆开等髋的距离。移动左右脚后跟，使它们尽量接近，呈一个微微的大写 V 字形。膝盖正好放在脚后跟上方（不要超伸），也是相

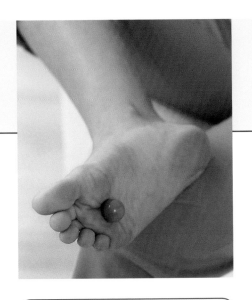

请用脚底中趾跖趾关节后方的凹陷处试着夹起珠子，千万不要用脚趾。

- 第六步

最后进行一个针对足部横弓的力量练习：坐直并且在地板上放置一个玻璃弹珠。试着用脚夹起这颗弹珠，即用中趾跖趾关节后方的凹陷处，这里通常会有小的圆形的茧子。骨盆底稳定骨盆和上半身。身体保持笔直和放松。双手自然放在大腿上。然后换脚夹珠子。（如左图）

距等髋的距离。如需支撑，你可以在膝盖之间放一个气球。

- 第五步

想象着，通过第一跖趾关节（即大脚趾与脚底之间的一个关节）吸气，然后从脚后跟呼气。先分别单独想象一只脚呼吸，然后再想象用两只脚一起呼吸。这之后再从小脚趾的跖趾关节吸气，从脚后跟呼气。

请感受一下发生了什么。脚拱起了吗？足弓立起来了吗？脚后跟动了吗？踝关节有反应吗？膝盖部位有什么感觉？髋关节呢？骨盆底呢？腰部有伸长和轻松的感觉吗？

用心感受一切并且接受它们。因为一切都是有利的。

孕初期——动作要领

→ 频率

每周 3～5 次。如果有余力，还想增加练习，可以每周补充 2 次前一章中的基础训练动作。

→ 时长

以下这套共 8 个动作的练习，总时长为 20 分钟。

→ 耐力训练

走步，骑单车或者游泳，每周锻炼 2 次，心率控制在每分钟 140 次以下。

背部"飞起来"

● 坐在健身球上，重心落在两侧坐骨上，向着健身球。同时，双脚务必稳稳抓地，膝盖在脚后跟的正上方，不要超伸。绷紧脊柱。头向上拉伸，耻骨和尾骨向球的方向下陷。双臂在胸前交叉。

● 坐骨向后方"滚动"，然后向前，再向后……用盆底肌群控制前后动作。前后做 20 次。

● 右侧的坐骨向后拉，然后是左侧的坐骨，再是右侧的……躯干保持紧绷，头端正不倾斜，处于会阴的正上方。做 20 次。

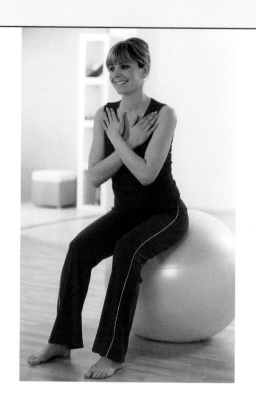

→ **动作要领**

动作由骨盆底部发出，而不是腰骶部。

→ **作用效果**

了解和区分骨盆的结构。使骨盆和关节变得灵活，并能将骨盆底肌"流动地"结合起来。

→ **温馨提示**

运动过程中的原则是：灵活性和稳定性，紧绷与放松，相辅相成。

● 双脚和双腿对齐，分开与髋同宽。脚后跟用力抓地。坐骨向前"滚动"，回到中间，再向后，然后再次回到中间，再向前……

● 坐直，内收两侧坐骨，感觉与后方左右骶骨连接到一起。然后放松骨盆底。再次重复前面的动作。做 20 次。

● 上半身笔直地向前曲。双手在与肩等高处交叉。骨盆底以上的躯干像书面封皮一样来回翻转。做 20 次。

快乐扭转

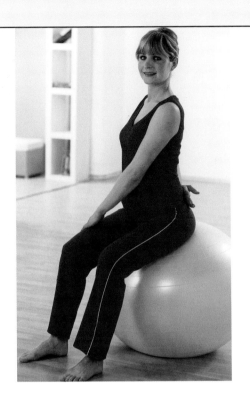

铰链。上半身以此为轴向右转动，同时左手放在右侧大腿外侧。

● 躯干向此方向继续转动一点，同时向左转动头部。保持此姿势不动，做一次呼吸，然后转向中间，再转向左边重复动作。每边都至少做 3 次，能做 10 次就更好了。

● 首先坐骨向球的内部下沉，然后向内收紧两侧坐骨。向下伸展耻骨和尾骨并且向相反的方向拉伸头顶。肚脐向胸骨方向上提，骨盆底向背部和腰骶部收紧抬高。这组拉伸和反向拉伸的作用就是能够理想地调动并集合你的深层肌群，使其更富力量和柔韧性。

● 双臂在身体两侧伸展开，与肩同高，双手手指向相反方向伸展，直至可以明显感觉肩部打开并下沉。双手放在大腿上。

● 想象胸骨中间现在有一个旋转

→**动作要领**

目视前方，头部竖直向前，或者如果你很灵活，可以把头部转到肩部后侧，也就是说当你的身体向左转时，你的头可以超出右面的肩膀。伸展颈部并且平整没有褶皱，头和颈部呈直角。

→**作用效果**

增强背部肌群的力量。使胸椎这部分变得灵活。预防或者治疗姿势异常（如脊柱前凸、平背、驼背和骨盆前倾或侧倾）。

→**温馨提示**

如果可能，请在镜子前面练习，保持你的中轴线位置：头顶在整个过程中都要准确地在会阴的上方。

劲走

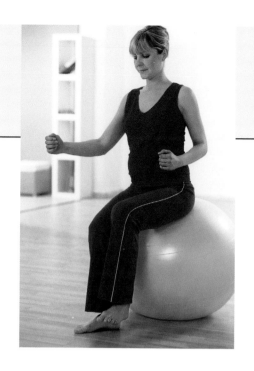

- 从"快乐扭转"（见 59 页）动作接着往下做。

- 交替在地板上用两只脚的脚后跟推向地面，上身固定住姿势不要动。做 20 次。

- 两侧坐骨交替在球上向下按，上半身不要跟着一起动，只有骨盆在做这个动作。做 20 次。

→动作要领

上半身始终保持稳定，不要摇摆。头部保持中正不偏，位于会阴的正上方。

→作用效果

学会正确的走路姿势。解放各个关节，协调和稳固深层肌肉的相互作用。

→温馨提示

练习这个动作的时候一定要全神贯注。通过练习，可以很快并有效地帮助你矫正身姿。你白天做这个练习后会感觉精力充沛。

- 用一侧脚后跟推向地面，并且马上抬起这只脚离地几厘米高，然后另一侧脚后跟也这样做，并且马上抬起这只脚离地几厘米高：左边、右边、左边、右边……这样轮流做。如果感到有点摇晃，那试着做 4 次就足够了。能够保持上半身稳定，做这个动作才会有效果。重复做 20 次。

- 放松地弯起身体两侧的手臂。肘部稍用力下沉，直到感觉肩膀变得很深很宽为止。

- 这个时候带上手臂的动作来重复做练习：当抬起左脚时，就轻微向左转动胸椎并向前摆动右臂；当抬起右脚时，就做相反的动作，轻轻向右转动胸椎并向前摆动左臂。

背部斜向呼吸

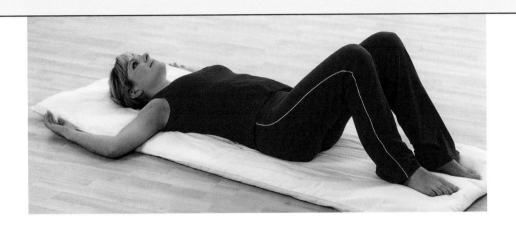

● 仰卧在毯子或瑜伽垫上。如果你的头部向后陷下去，就在头下垫一个小气球或者两本书。

● 腿微屈，脚和膝盖分开与髋同宽。坐骨先向着地板方向下沉，然后向中间收紧两侧坐骨。这时，坐骨向脚后跟的方向延伸，头向相反的方向伸展，直到感觉脊柱被拉长并且感觉很轻松为止。重复5次。

● 双臂呈U形在身体两侧弯曲。双肘向两侧伸展，肩膀放松。骨盆底松开。吸气时右侧的坐骨向身体中轴内收，想象气息被引到了左面的肩膀。呼气时，左肩自然放松沉入垫子。

● 现在换成右面：吸气时左边的坐骨向身体中轴内收，想象气息流向右肩，由右肩呼出气息，放松。左右两边各重复5次。

→ 动作要领

臀部（表层的臀部肌肉）保持放松。在内层的髋部肌肉和骨盆底一起完成这一系列动作。

→ 作用效果

正确地协调起身体上的基本结构。仰卧时，可以更明显地感知背部哪里紧绷。虽然腹中的胎儿体重不断增加，但是在这个体式下，腹部动脉（腔静脉）的负担会小一些。稳定血液循环。

→ 温馨提示

如果有悬浮在地板上的感觉，证明动作是正确的。太棒了！此外斜向呼吸法对于脊柱弯曲和骨盆侧倾这两种情况有非常好的矫正效果。

推脚跟

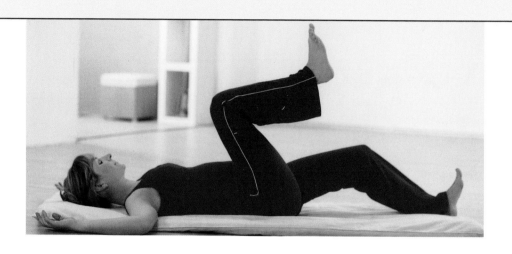

→动作要领

→动作要领

　　如果不能感觉到骨盆底跟着收紧，可能是你太用力了，试着调整一下，可以向前伸展脚后跟或者把它拉近身体。有可能是肌肉过度紧张的缘故。

→作用效果

　　运用有力的骨盆使整个腿部肌肉群协调起来。感受到其实这个动作并不需要多大的力量。

→温馨提示

　　如果在初期，觉得这个动作有难度，可以在脚后跟下放一个气球。一开始会感觉并不稳定，直到能够通过调动深层的肌肉来控制动作时，就能较轻松地完成了。

● 采用如前页"背部斜向呼吸"（见 61 页）的仰卧体式。右腿抬起并拉近身体或舒服地放在一个健身球上。注意：骨盆要保持稳定并平行，右侧的髋部放平。

● 左腿不要伸直，稍稍屈膝，膝盖窝距离地面大约 20 厘米。立起脚后跟，脚面回勾，脚趾放松。

● 用左脚脚后跟轻柔地垂直于地面方向，向下踏，然后松开，再向下踏，放松……当能明显感觉到整个腿部的肌肉在协调用力，且左侧骨盆也随之自动收紧时，动作就很标准了。重复动作 20 次，然后换另一侧。

● 大腿前部放松。所有的力量都来自大腿后部、骨盆底肌群和髋部的肌肉群。

下腹力量练习

● 再次采用如前面"背部斜向呼吸"（见61页）的仰卧体式。

● 双腿放在健身球上，竖起脚后跟（如右上图）。膝盖准确地放在髋部的正上方。如果一开始感觉太吃力，可以把球更拉近身体。

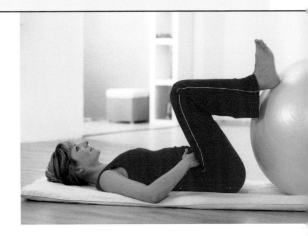

● 肚脐轻柔地向胸骨方向上提。双手放在骨盆的骨头上，以此保持骨盆稳定。

● 内收两侧坐骨。充分调动骨盆底肌发动脚后跟向前推球，然后再把

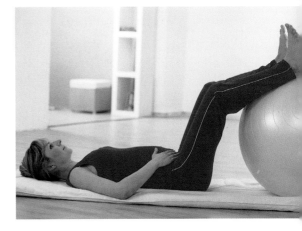

→ **动作要领**

耻骨不要抬高，保持和髋骨一样的高度。如果耻骨位置太高，可能会导致骨盆倾斜。

→ **作用效果**

此动作可以使下腹部肌群和骨盆底的肌群协调联系起来。为孕妇不断增大的肚子提供一个坚实有力的支撑，同时预防脊柱前凸。

→ **温馨提示**

练习的时候肚子是平的并且是拉伸的。肚皮是放松的，柔软的。

球带回来。（如右下图）一开始的时候，运动的幅度可以小一些，这样就可以感受到骨盆底是如何调动并控制大腿运动的。当越来越有把握的时候，就可以加大动作幅度。刚开始练习时重复6次动作就可以。以后可以增加到20次。

有力的骨盆

- 把健身球抵在墙面上，背抵住健身球，采取如图中的侧卧姿势。

- 双腿在身前弯曲，大腿和小腿呈直角。

- 支起小臂，肩膀朝外下沉。头部向上拉伸，耻骨和尾骨向相反的方向拉伸。两侧髋骨对齐，垂直于地面。两侧肩关节也是如此。

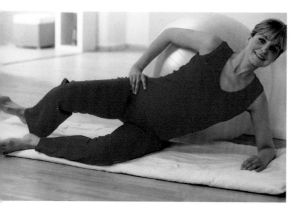

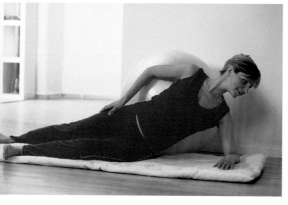

- 两侧坐骨内收，垂直吸气（见54页"脊柱呼吸法"），呼气时放松。重复5次。

- 将位于上方的腿抬起，至两膝之间距离约和髋等宽，双脚的脚后跟将要贴在一起，中间有一点距离。勾脚面。（如左上图）调动起骨盆底肌群：完全紧绷，不要全部放松……你是否可以感受到，抬起的那条腿就像木偶被线牵着一般：大腿可以不费力地轻轻向外转动，所有的肌肉都连接起来，协调运动。先从做10个这样的动作开始，然后逐渐达到一次做25个。

如果抬腿困难或者髋关节处有关节炎，可以这样做：在膝盖下面垫一个坐垫或一个微微吹起的气球。直到觉得肌肉更有力了，再去掉垫子或气球。

- 上面的腿笔直地向下伸展，髋部保持垂直于地面的状态。脚后跟用力伸长，直到感觉腿仿佛长长了10厘米。（如左下图）轻抬起上面的腿，如前面所述的那样调动骨盆底肌群。从重复此动作5次开始。之后可以增加

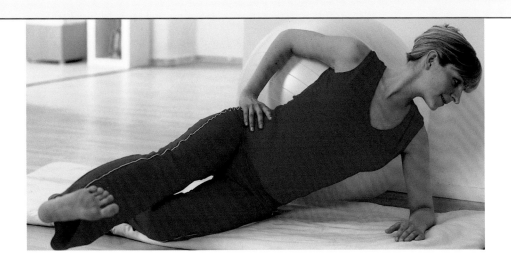

到 20 次。

● 上面的腿向前伸,和身体呈直角。勾脚背,骨盆稳稳地贴在球上。(如上图)已经活动开的骨盆底带起腿向外部旋转:脚后跟要比大脚趾低一些。这个动作做起来会很累,所以为了身体的稳定性,需要把头转到一边的肩膀,两侧肩膀尽量平行,垂直于地面。现在从骨盆底发力,一开始做 10 次,之后可增加到 30 次。

→**动作要领**

骨盆底肌群的运动频率不要太快,应当是有力有节制地紧绷,然后平稳地放松,再次完全地紧绷、放松……脚后跟时刻都要低于脚趾。

→**作用效果**

锻炼骨盆周围的肌肉群与骨盆底肌的联系和协作,使下背部得到放松和伸展。此外这个练习对快速提臀和瘦大腿有显著效果。

→**温馨提示**

感觉全身都无力?如果你在做这些动作时感到费力,并且不能稳定地保持动作的时候,请停止。因为不规范的动作,或者勉强坚持都不会达到锻炼效果。

踏步

● 双脚分开等髋的距离站立，膝盖放松。头向天花板伸展，耻骨和尾骨向下沉。腰部也尽量伸展拉长。两侧坐骨轻柔地向中间收紧，这样就能激发骨盆底肌群。

● 双臂在身前，于肩膀的高度平行弯曲环绕，肩膀放松朝外向下沉（如右图）。

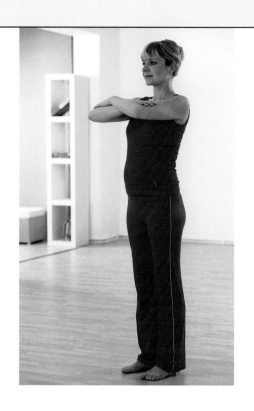

→动作要领

双脚要稳，既不要朝外撇也不要朝里弯。膝盖要一直保持位于双脚中部的上方。（如右图）

→作用效果

此练习有助于使各部分深层肌群协调联系起来，成为一个网状的肌肉群。争取学会这些动作，把这些练习融入日常生活中去。

→温馨提示

初期，尝试做这些动作时，可能经常会出现骨盆底很快又放松下来的情况。此时，应停止练习，过两个小时之后再尝试一次。这个练习可以在一天里随时尝试。

● 保持此姿势，现在开始：从骨盆底发力踏步，左边、右边、左边、右边……脊柱保持绷直，以便减轻腿部的压力。

注意脚部的动作：整个动作都是从脚后跟开始发力传递到大脚趾的根部关节。膝盖始终保持在脚的中部的上方。放松地原地踏步 3 分钟。

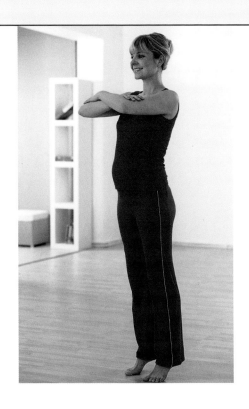

● 双臂放松随着交错摇摆，就像"劲走"(见60页)动作里练习的那样。

● 练习双踏步：踮起脚尖（如上图和右下的脚部细节动作图）。然后轻柔地滚动放平，一上一下，一上一下……坚持2分钟，此动作可以促进血液循环。

→经验分享

我前三次怀孕的时候，趾骨联合痛给我带来很多痛苦。第四次怀孕一开始我又遇到了这个问题并感到不适。在我的助产士的建议下我开始练习针对孕妇的"阐提妮卡锻炼法"的骨盆底练习。仅仅在第一个小时的练习之后，我的趾骨联合痛就已经减轻了很多。要不是有了这个练习，我这次怀孕可能又要很痛苦地熬过来了。很高兴，这次我能更轻松地、几乎没有痛苦地度过孕期。我的后背也明显感觉更舒适了。比起前几次，我现在感觉这一次怀孕自己的负担减轻了很多。

乌尔里克·G.，来自卡尔斯鲁厄

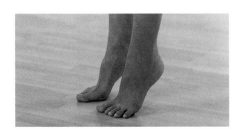

孕中期（14～26周）

现在，能够感觉到宝宝的胎动了。身体也适应了怀孕带来的变化，同时赋予孕妇双重感受：能感到自己是在为两个人而呼吸，为了两个人而活着，为了两个人去感受、视物和倾听。请享受这段健康舒适的时期！

在怀孕初期那头两个月的情绪波动已经渐渐平息，信心和好心情也逐渐回来了。此时对自己的身体深信不疑，相信它能胜任并顺利度过孕期。来自身体里的那个"小房客"的第一声问候可能是咕噜咕噜地冒一串泡泡。你所正在经历的一切，宝宝也正在经历着。

妈妈的肚子——宝宝出生前的"训练基地"

从现在开始，很明显你已经是"两个人"了。"体积"上也是。子宫为孩子的成长提供了空间，肚子也在变大。胃肠也为宝宝让出空间，被挤到腹腔上方。妈妈被撑起的腹部里面，对于宝宝来说，像是一个奇妙的"大教堂"。宝宝在里面可以听到外面所有的声音。除了心跳声和羊水的咕嘟声，妈妈的声音是最美丽的。和宝宝说说话，给宝宝讲讲故事或者爸爸妈妈的爱情史。

还可以给宝宝唱歌或者和宝宝的爸爸、哥哥姐姐们（有的话）一起唱，这样宝宝也可以习惯家人的声音。你或准爸爸会演奏乐器吗？如果会，那就要经常将乐器拿出来演奏一番了——这也是为了宝宝。因为事实证明，在怀孕期间多听音乐，对宝宝将来的音乐天赋有很大的影响哦！

> **小知识**
>
> 很多孕妇在怀孕期间觉得自己很性感，对性生活有很大的需求。而且在此阶段骨盆底部血液循环很好。骨盆内的肌肉群也能很好地放松。同时，精神也很放松：不需要考虑避孕的问题。过去想要孩子的愿望一直没有实现，现在终于可以卸下心理负担了。

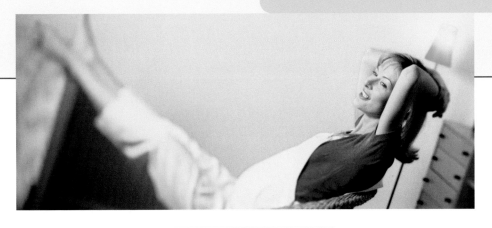

这样就对了：在一天里给自己多安排几次小憩，补充能量。

休息片刻

即使你觉得自己的状态特别好，也要经常安排自己休息一会儿。尤其如果你是上班族，小憩其实很重要。比如，抽出一刻钟，静坐凝思，呼吸吐纳（见71页）。架起双腿，听一张最喜欢的CD。尽情享受和发挥此刻你的浪漫天赋，这不是多愁善感，而是属于母性本能之一。

给宝宝朗诵你最喜欢的诗歌。多欣赏一些充满正能量的电影和触动心灵的艺术作品。去嗅一下玫瑰的芳香和新鲜青草的清香。在这段时间，腹中的宝宝正在发育感觉器官。

过度劳累就像酒精和尼古丁一样对身体有害。若是近期有搬家、春季大扫除、修剪树枝的计划，就请推迟一下。不能推迟的话，那就让家人、朋友或者专业人员来做吧。另外你完全可以拥有性生活，尽情享受充满爱的夜晚。

"性"致盎然

女性的身体在孕期性激素分泌旺盛。怀孕期间的性高潮感觉是非常强烈的。妻子的饥渴和需求常常会让丈夫有所顾虑。可以给你的爱侣"科普"一下：怀孕期间，性生活不会伤害到腹中的胎儿，既没有身体上的也没有道德上的损害。不要笑，很多男性对此感到非常不安，因为他们觉得孩子在肚子里会看到他和孕妈妈在做什么。而实际上腹中的胎儿是感受不到外面的"动静"的。

并没有研究表明，早产或流产与父母的性生活有必然联系。

男性的精液中含有前列腺素，这可能会引起子宫收缩。通常情况下这种痉挛在女性高潮出现后短时间内会减退。

怀孕期间乳房也会变得比其他时期更敏感。当被触摸，也许有的人会觉得特别愉悦，也许有的人就感觉痛。按摩和轻拉乳头可以让乳房做好哺乳的准备，也能使胸部不那么敏感。在孕晚期时要小心一点：按摩乳头会刺激阵痛激素的分泌。甚至有些在房事过程中，还会出现乳房分泌初乳的情况。

为两个人创造更多空间

学习了垂直式呼吸法后，能够在全身运行一次斜向呼吸（如71页图）。自从人类革命性地进化——直立行走以来，我们每走一步，骨盆和胸腔都是在向着相反的方向摆动：骨盆向右，肩膀就向左，然后交换方向。因此，肌肉的斜向协调承担着关节之间的联系。通过有意识地斜向协调练习，可以使准妈妈在孕期的各种姿势更轻松，并且可以预防错误姿势给孕妇和胎儿带来的危害，比如骨盆斜倾、脊柱弯曲、腰椎突出或者驼背。

平躺姿势

仰面躺下。双腿弯曲。双脚和双膝与髋同宽。绷直背部。双臂平放在身体两侧，与身体平行，肘部微微弯曲。放松肩膀。

● 第一步

吸气，气息仿佛通过右侧坐骨吸入，意念控制气息穿过骨盆流动到左侧骨盆，左侧骨盆扩大，气息从左侧呼出。然后交换方向：吸气，仿佛从左侧坐骨吸入，右侧骨盆扩大，然后气息从右侧呼出。每一边重复10次。

● 第二步

吸气，气息仿佛通过肚脐吸入，意念控制气息流动到右侧肋骨。扩胸，呼气。再次通过肚脐吸气，气息流动到左侧肋骨，再次扩胸：扩张—扩张—扩张，然后呼气。重复10次。

● 第三步

吸气，气息仿佛通过胸骨吸入。意念控制气息流动到左肩顺势呼出。再次通过胸骨吸气，气息到右肩并且

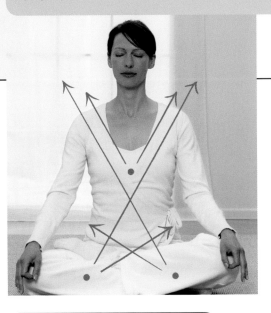

斜向呼吸法的魔力：从坐骨到肋骨。

呼出。重复 10 次。

● **第四步**

吸气，气息仿佛通过胸骨吸入，将吸入的气体平分成两份，并用意念引领这两股气流，呈一个 V 形路线至双肩，然后同时呼出。重复 10 次。

● **第五步**

吸气，气息仿佛通过右侧坐骨吸入，将气息引至左肩然后呼出。之后交换方向：吸气，气息由左侧坐骨吸入，将气息引至右肩然后呼出。重复 10 次。

坐姿

坐在凳子上，竖直上半身，重心落在两侧坐骨上。双脚与双膝分开与髋同宽，背部绷紧。

如果觉得这样绷直坐非常累，可以靠在墙上做，在墙和后背之间夹几个轻微吹起的气球或者软球：一个抵在腰部，一个放在肩胛骨处。也可以盘腿端坐（如上图）。气息运行的路线就如同前面描述平躺时呼吸的那样

的"画法"：从坐骨到骨盆两侧，从肚脐到肋骨，从胸骨到两肩及从坐骨到肩膀。

为两个人"看"和"听"

从孕 6 周开始，胎儿的眼睛和耳朵就开始发育了。到孕 18 周耳朵会完成发育，原则上眼睛的发育也是如此，但是为了起保护作用，眼皮要再过 8 周（即孕 26 周）才会张开。

听音乐·冥想

播放你最喜欢的音乐，仰面平躺。用一个轻微吹起的气球放在头部下方，支撑头部。后颈放松。想象一下，你有一双像《星际迷航》里的斯波克一

71

样的尖耳朵。左右轮流向上拉伸尖耳朵，做协调的螺旋式运动。尖耳朵向着后上方画立体的数字"8"。当你做对了，头部会变得很轻，并且也会感受到最上方的那节颈椎（也叫作第一颈椎）的运动。

用玻璃珠冥想

● 第一步

闭上眼睛，在上眼皮上放两个玻璃弹珠，尽可能接近鼻子。沿着顺时针和逆时针方向缓缓地轻柔地转动眼睛。

眼球做 8 字形运动，先移向一边，再向前向后运动，再移向另一侧。这样你可以感觉到所有连接起眼球和头盖骨的肌肉都在运动。想象眼球一直向头颅更深处拉动，直到感觉眼球好像都沉到颅底似的。

● 第二步

在颅底部用第一节颈椎关节画"8"字。第一次没有做好的话，也不要感到灰心。第二天你的肌肉就会知道你需要它们做什么，并且会更配合的。双手手掌相对互相摩擦，当双手都变

热时，取下眼皮上的弹珠，将温暖的手像贝壳一样放在双眼上。做 5 次深呼吸，睁开双眼。此刻你能清楚地看到、听到、闻到、尝到生活中美好的事物，嗅觉和味觉也更敏锐了。

因为腹中的宝宝，你可能变得胃口特别好，特别能吃，多吃新鲜的水果、蔬菜和有营养的食物，这是非常正常的。

孕中期——正确的练习方法

→ 频率

每周 3～5 次。如果希望多练习，那么可以每周多做 2 次基础练习。

→ 时长

接下来的 8 个练习动作，持续大约 20 分钟。

→ 耐力训练

每周 2 次，每次至少 45 分钟，锻炼走步、骑车或者游泳，心率控制在不超过每分钟 140 次。

骨盆摇摆

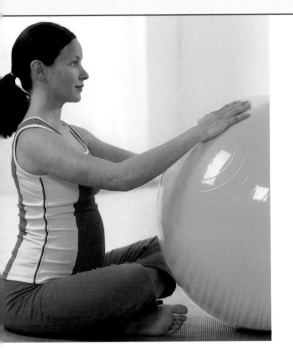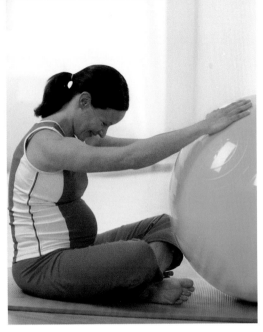

● 盘腿端坐，双脚用力竖起来，双手和下臂放松地放在一个健身球上。两侧坐骨向中间收紧，耻骨和尾骨向下、头向上延伸。肩膀向外向下放并且放松，下巴抬高和脖子呈直角。想象肚脐向胸骨处抬高。（如上左图）

● 将身体重心轮流转移到坐骨后方、坐骨前方、后方、前方……骨盆和后背保持绷紧（如上右图）。重复动作 20 ~ 50 次。这个摆动的动作做起来是协调的、有弧度的，并且是"有一定幅度的"。

→动作要领

如果盘腿坐有难度，你可以在膝盖下放一个垫子。

→作用效果

协调肌肉，使肌肉有延展性，关节能安全活动。

→温馨提示

唯一可能会出现的错误是，过度练习。你只需做最低限度的练习并且要放松。

骨盆舞

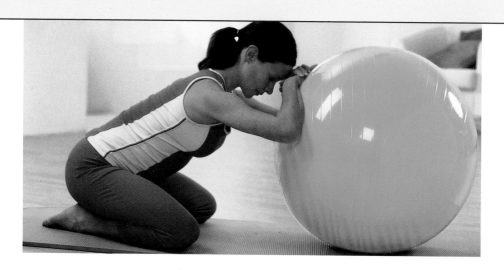

● 端坐在双脚脚后跟上。使双脚尽可能地绷直，以便调动双腿的肌肉一起协调运作。（如上图）

● 双臂舒服地伸展置于健身球上，然后把额头贴放在双手上。双侧坐骨内收，这样可以调动骨盆底部肌群。

● 同时协调调动背部肌肉：骨盆至骶骨部位的肌肉都要收紧。

● 身体前倾，肚脐轻轻向胸骨的方向上提，这样可以收紧起保护作用的锥状肌。

● 耻骨和尾骨向后伸展，带动身体也向后方伸展。头向相反的方向伸展。

→**动作要领**

不要收缩肚脐！否则你会觉得憋气。用"想"的方式将它垂直向胸骨方向提就可以了。这样不仅可以保持骨盆的稳定，而且也不会"抢走"或者妨碍你和宝宝的空间和呼吸。通过反复练习可以使摇摆的动作更柔软和灵活。如果觉得跪坐在脚后跟上的动作难度较大，可以在两个脚后跟中间放一个小的软球，把身体的重量靠在上面，但不要完全坐在上面！因为这样身体便不能保持收紧状态。

→**作用效果**

在肌肉收紧的状态下，还能灵活地活动骨盆。

→**温馨提示**

这个练习适合在睡前做，能起到放松的作用。

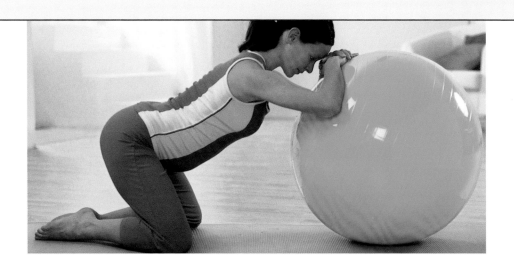

• 两侧坐骨用力向身体后上方拉伸，然后连同尾骨一起用力向脚后跟方向拉伸。这样，即使不收缩后背的肌肉，也不用收紧腹部，就可以做骨盆摇摆的动作（如 74 ~ 75 页图）：向后上方、向后下方……重复 20 次。

• 内收右边的坐骨并吸气，左边的肩膀朝外向下并呼气。交换方向：吸气时内收左边的坐骨，呼气时右边的肩膀朝外向下……重复 10 次。

> →经验分享

生下第二胎后，我被诊断为子宫重度脱垂。我曾尝试产后阴道恢复练习，但效果甚微。我的医生向我推荐了这个"阙提妮卡锻炼法"，在仅仅练习了三次之后，下身的垂坠感就已消失，我再也不需要原来的训练了。在坚持"阙提妮卡锻炼法"练习的三个月后我的子宫就恢复到了原来的位置，就连我的医生也觉得非常惊讶。我感到十分欣喜——我会继续练下去。

伊丽莎白·S.，来自基尔

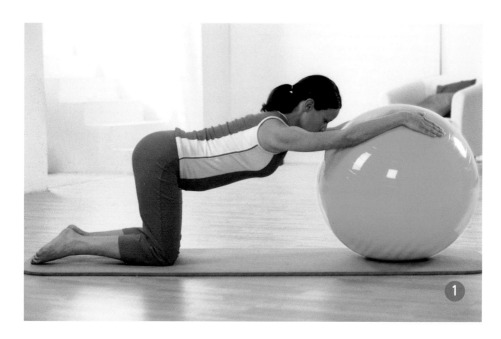

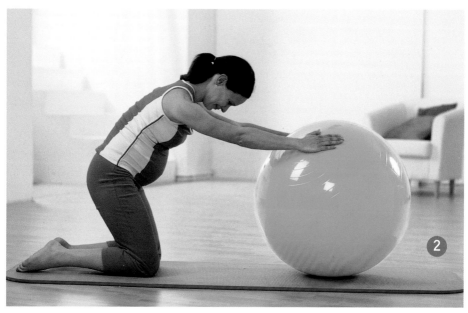

- 直接从"骨盆舞"(见 74 ~ 75 页)的练习姿势开始,跪在地面上。双手放在健身球上,小臂舒服地搭在球上面。

- 双脚和两膝稍稍分开与髋同宽,脚后跟放正,双脚对齐,髋部正好摆在膝盖上方。

- 拉伸背部:耻骨和尾骨向后,头顶向前伸展,这样脊柱可以绷直。肋骨放松,注意胸骨要非常轻柔地提高。(如 76 页图 1)然后如同"眨眼睛"一样运动盆底肌:用稍微快一点的速度交替收缩、放松、收缩……

骨盆保持紧绷,一定要稳。这个动作只在骨盆底做,不要用背部做!重复 20 ~ 100 次。

- 向后向下拉伸坐骨,越远越好。背部呈现一个 C 拱形。(如 76 页图 2)然后再拉长后背,使后背变直。

- 在后背拉伸的状态下,自骨盆底吸气,通过头顶呼气。重复 10 次。

- 尝试一下分娩时将用到的"反向呼吸":从头顶吸气,从骨盆底呼气。同时坐骨完全放开。重复 10 次。

- 用有力的支持性的呼吸结束这套动作:吸气,骨盆底收紧,呼气的时候再次放松。重复 10 次。

如果感觉胳膊的姿势非常费力,可以采用"骨盆舞"里手臂的姿势。

→动作要领

轻轻摇晃球能够加强深层肌肉的力量。

→作用效果

骨盆底肌通过练习,会学习在不同情况下如何反应。如在咳嗽、大笑或者打喷嚏时会起到保护和稳定的作用;在性生活和分娩时,它又能柔软地放松扩张。

→温馨提示

你属于骨盆倾斜的人群吗?那么如何观察确定自己的动作正确?可以请爱人或者朋友帮忙,在做第一步动作时,往背上摆放两本厚书,书脊对着书脊。观察镜子里的自己或者问问身边的人,当两本书的书脊之间距离不会越分越大时,说明动作做对了,你是在运用骨盆底肌,而不是在用背部肌群进行练习。

"大转椅"练习

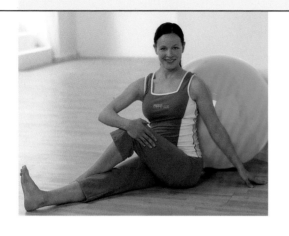

- 头向上方伸展。上半身以胸椎为轴尽可能地向左旋转。头跟着一起转向左侧。保持三次呼吸的时间，尽可能用骨盆底呼吸法。然后换到另一边。

- 这套动作是前面提到的基础练习里"小转椅"练习（见 44 页）的进阶版。

- 坐在地板上。在身后放一个健身球支撑背部。两侧坐骨适当地往球下推动，因为这有助于背部直立和脊柱绷紧。肩膀放松。

- 如果髋屈肌很短，也可以坐在一个冥想垫上，直接用后背推健身球中上部。

- 伸直右腿：右脚后跟向前推，同时右侧的坐骨向后伸。当感觉到骨盆直立起，后背自然绷直时，说明动作做对了。

- 左腿跨过右腿。左脚平放于地面，大拇指跖趾关节与脚后跟外侧对齐。用右手抓住左腿的膝盖并把它向身体拉近。

→**动作要领**

越往后移坐骨，骨盆和髋关节越自由灵活。不要担心，这个动作姿势不会引起脊柱前凸。

→**作用效果**

能够使骨盆底肌群和髋部、背部及腹部肌群协调起来，使骨盆更有力。使腰椎能通过这些肌群得到稳固支撑，使胸部脊柱变得灵活。

→**温馨提示**

通过练习，你会逐渐感觉到，绷直身体不那么费劲时，这个动作做起来会更轻松。一开始做这个动作也许只能保持一小会儿，重复再做一次，就觉得难度没那么大了。

大劈腿

● 坐在地板上,背部轻轻地靠在健身球上。绷直后背,将左腿向身体一侧伸直。左脚垂直于地面,勾脚面。膝盖骨位于正中,朝向上方。右腿内折,右脚贴在左大腿内侧。

● 坐骨顺着球的曲面向后伸展,同时两侧坐骨内收,这样可以调动骨盆底肌群。后背绷直,耻骨和尾骨向下伸展,头向上拉伸。身体拉长的同时可以稍稍放松,但动作不要变形。

● 双手交叉,两臂举过头顶,掌心朝上。肩膀抬高,双臂弯曲缓缓地向下向外呈半圆形。重复3次。

● 上半身带着伸展的手臂,向右侧的膝盖旋转,并且向左侧倾斜。左手臂放在左小腿上,右手臂举过头顶。注意此时,右侧坐骨不能离开地面!如果左侧坐骨即将离开地面,马上停住上半身!头仍继续向左侧拉伸,上半身呈一个C拱形。(如下图)这时通过左侧坐骨吸气,通过右侧肩膀呼气。反过来做对侧的时候,通过右侧坐骨吸气,通过左侧肩膀呼气。各重复3次。之后交换身体方向。

→**动作要领**

　　腰的两侧分别都得到伸展。脊柱形成C拱形。

→**作用效果**

　　提高身体的灵活性和协调性。

→**温馨提示**

　　用斜向呼吸法练习,会让你更轻松地做出规范的动作,并且可以起到预防骨盆倾斜、脊柱前凸和驼背的作用。

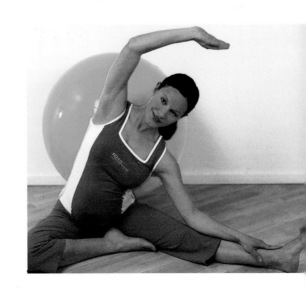

核心力量

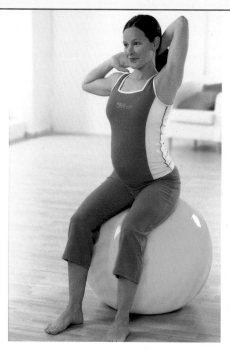

- 双腿分开坐在健身球上并且注意对齐大腿轴线：脚、膝盖和髋摆在一条直线上。注意，不要让膝盖朝内或者朝外斜，否则会使所有的关节（踝关节、膝关节、髋关节和骶关节）受到压迫。

- 两侧坐骨向中间内收，然后向后伸展。

- 双手交叉放在头后。注意：摆正头部，不要往外偏！两侧肩膀向外向下放松，肘部用力地向两侧拉伸：左侧肘部朝上垂直提起，右侧肘部尽可能向右侧保持水平。（如左上图）接着两侧坐骨慢慢地小心向后上方拉伸，然后回到中间（如左下图），再向前伸向耻骨的方向。背部保持伸长和绷直。

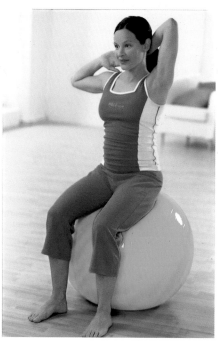

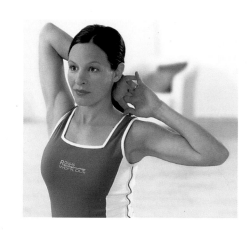

重复 3 次，然后交换胳膊的位置：右侧肘部朝上垂直提起，左侧肘部水平伸向一侧（如 80 页右下图）。重复"骨盆秋千"的动作：坐骨像荡秋千一样摇动，移向后上方、向下、向前上方。共重复 3 次。

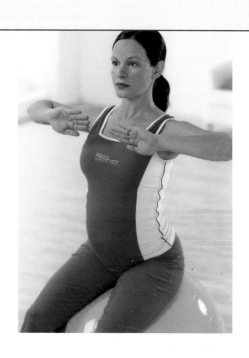

→ **动作要领**

在任何动作步骤中，坐骨都不要离开健身球。

→ **作用效果**

更好地协调起躯干的肌肉群，使肌肉系统更强健。通过练习可以掌握正确的骨盆姿势，不论是站立或坐着，还是弯腰及直立时，都可以拉伸肩胛带。

→ **温馨提示**

骨盆底肌与周围各部分肌群联合协作，在练习的过程中可以感觉到大腿靠后的部分、臀部的上方和背部靠下的地方有明显的拉伸感。大腿正面的肌肉是放松的。如果觉得 80 页中手臂的姿势有难度，可以曲臂，参照本页中的手臂姿势。

● 双臂抬起，与肩膀同高（如图）。小臂扭向外侧，掌心向前。肘部向两侧小幅度地、有频率地伸展，左肘向左边，同时右肘朝右边，胳膊的姿势保持不变。重复 20 次。

● 上身朝着前方笔直地向下沉。用力调动骨盆底肌，后背偏下的部位抬起、下沉，像合页盖子一样。开始的时候做 5 次，逐渐增加到 20 次。

"站如钟"

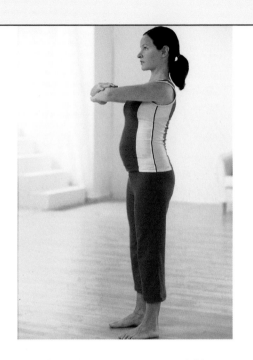

● 保持站立的姿势：两臂放松，双脚微微摆出一个"V"字，两膝间距离与髋同宽。双腿伸展开，但是膝盖要放松。耻骨和尾骨向着地板的方向拉伸，头向上拉伸，直到感觉身高不能再伸长为止。抬起双臂置于胸前并弯曲，与肩同高。

● 坐骨内收，向骶骨拉高，肚脐轻柔地向胸骨方向上提。

● 骨盆底肌肉完全放松，感受一下身体发生了什么变化。上身变重了吗？想要动一下腿吗？要是这样可以再次内收坐骨，这样可以让上身的重量准确地保持在中间。

感觉如何？接下来交替收紧放松坐骨：左侧保持收紧，右侧放松，然后交替。每一边重复20次。

● 稍稍调动骨盆底肌，坐骨带动骨盆底肌向后拉伸，上身不要跟着动。然后坐骨回到中间，再向后，回到中间……每次都加大动作幅度，身体在垂直方向上滑动的幅度也逐渐增大。

> **→动作要领**
>
> 如果觉得站直很累，说明动作还不够协调。放松，重新摆好姿势，不要放弃，直到感到自己像羽毛一样轻盈。
>
> **→作用效果**
>
> 平时，如果骨盆倾斜时，你可以轻松地摆正它。
>
> **→温馨提示**
>
> 双脚对齐，膝盖放松，双腿的轴线对齐，骨盆立起，胸腔挺起，头抬高，肩膀放松——看，这不是很简单嘛！

有力的双臂

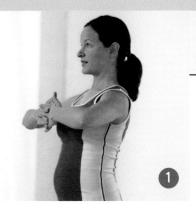

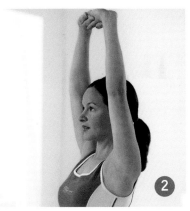

• 这个练习是直接和"站如钟"（见82页）相连的：骨盆立起，两侧坐骨对齐并保持在同一高度上，双侧髋部一定要平行。肚脐轻轻地向胸骨方向上提——事实上更多的是通过意念做这个动作。当你感到腹部肌肉和背部肌肉有轻微拉伸的时候，你的姿势就做得很完美了。

• 双手在胸前交叉，与肩同高。双肘朝向两边。（如图1）两侧肘部向外拉伸，这时后背上部的肌肉会感觉到

→动作要领

如果你的胳膊不能伸直，说明你的肩膀没有在正确的位置，肩膀应该是向外向下的。此时，请放松肩膀，重新摆好姿势。

→作用效果

提升肩关节和手臂肌肉的感知力、力量和灵活性。

→温馨提示

抬高的上臂会使你感觉到肩部的紧张（痉挛）。这个练习可以使你感受到手臂和肩膀的关系。

拉伸，变得有力量。起初先做5次拉伸，之后增加到10次。

• 现在双手交叉，双臂举到头顶上伸展，手掌心朝上（如图2）。用胳膊带动肩。

肩膀向上抬然后将完全伸展开的胳膊朝外向下沉。先重复3次，然后加到10次。胳膊向上抬时吸气，"下沉"时呼气。

孕晚期（27～40周）

现在，一切努力和自我约束将得到回报：你的状态保持得非常理想。这同时也让你在日常生活中倍感轻松。虽然体重增加不少，但是你仍能保持良好的体态和肌肉力量。现在，锻炼的动作要变得更全方位了——同时，也更轻柔。宗旨是，舒适。

由于腹部渐大，整个身体的平衡也跟着发生变化，你的重心比以往更向前。如果从孕期开始，你就坚持按本书锻炼，脊柱就能得到持续的支撑，变得更有力：背部超过200块不同的小肌肉组织，从各个角度纵向横向地支撑和保护着你后背的中心。同时，背部的深层肌群的力量也尤为重要。

为呼吸提供更大的空间

身体越能保持端正，宝宝和腹部的器官就能得到越大的空间。对于各个部位的关节（髋部、骶骨和腰部）的压力能够相对减小。在日常保持身体端正的好处，还在于，肺部和横膈膜的压力也会减小。这就使得呼吸得到更大的空间。现在全身上下各个部位都变得非常柔软，并为即将到来的生产做准备。但是，血管也在此之列。这意味着，血管壁也变得比往常更柔软，这便增加了静脉曲张和水肿的概率。因此，最有效的预防措施是：有规律的深层肌肉锻炼。这种锻炼就像是在给血管和淋巴管进行压力按摩一样。调动骨盆底肌群和转动半侧骨盆的练习，有利于促进淋巴循环，同时可预防痔疮。

你还可通过呼吸冥想和本书的练习动作，有效地阻止注意力下降的情况发生。呼吸冥想和动作练习，都能为大脑细胞提供更多的氧气，促进各部分器官以及大脑的规律的血液循环。

小知识

如有呼吸急促的问题，可以通过专门的呼吸锻炼改善和消除。一定要每天抽出时间专门训练。比如，早上醒来后，把呼吸练习加到日常练习当中，或者是晚上睡前训练呼吸，可以达到助眠的作用。

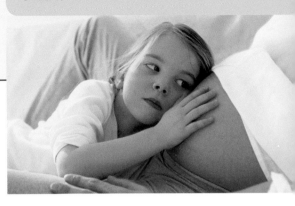

这使你能保持清醒的头脑，状态良好。

助产士的经验分享

无论是身体上还是精神上，生孩子对女人来说，都是一生中最重要的事。就算一个女人生了十个孩子，她的每次生产经历都是独一无二的。这个美妙的过程会以其独特的和无与伦比的方式，成为孩子和母亲之间的联系。这种联系，将会对母亲和孩子之间的关系产生何种影响？他们会爱着，保护着，或者甚至（最坏的情况下）是拒绝这种联系，都已经在母亲孕期就受到一定影响并在孩子呱呱坠地时像烙印一般形成了。因此，母亲在孕期，对自我意识和自我身体自觉性的锻炼变得尤为重要，这决定了母亲在分娩时的自我决断力和往后的日子里是否能当好母亲这一角色。

有意识地去接收有益的信息，对不确定的东西多问个为什么。正视自己的需求和感受——所有这些能够帮助你对自己正处于的不断变化的生活各个阶段有更清楚和真实的认识。

孕期的心情愉悦，来自各方面的

姐姐（小哥哥）隔着妈妈的肚子感觉到弟弟（妹妹），再也没有比这更奇妙的了！

不断关怀，周围人的友好帮助，规律且健康的饮食，放松乐观的生活方式会为你树立更多的自信心，促进你在最后生产分娩时可以做出自信果断的决定。当然，这并不意味着生产会变得轻松。即便是准备充分的分娩，也可能会持续很长时间并且充满痛苦。自觉自信意味着，自己可以意识到并且接受各种包括恐惧在内的感受。这也意味着责任——作为母亲是否能够对自己的力量有清醒的认识以及是否能够与腹中正在成长的宝宝保持协调性。一位做好准备的母亲，能够对自己有很好的认识，并且在分娩前积蓄力量，锻炼和提高自我意识，这样在分娩时就不会觉得筋疲力尽，而是有条不紊地积极完成整个过程。做好准备的母亲可以自主选择：我要如何

85

生产？在哪儿生产？谁陪在我身边生产？如何度过宝宝出生的最开始几个小时？即便是准备充分，你也有可能在刚结束生产时，感到惊讶，发现还是有一些事情不如你所料：比如宝宝是个急脾气，在出租车上就迫不及待

> **→经验分享**

在有了第二个宝宝之后，我很快意外地再次怀孕。由于刚生产完不久，身体没有完全恢复，所以我从怀孕初期就一直有失禁的问题。通过"阔提妮卡锻炼法"的训练，我很快解决了这个问题，并能够在整个孕期不受其困扰。生产之后，我也参加了"阔提妮卡产后恢复课程"，并惊奇地发现，尽管我要照看三个小家伙，但是通过练习，身体也能迅速恢复。最近半年我在进行"半马"（半马拉松）训练，并且我的骨盆恢复得很好，可以很好地配合我的训练。

唐雅，来自艾森

想出来，又或者是个慢性子，还没在肚子里待够，而你已经阵痛了数小时了。可是这些"意外"情况，又不是你想避免就可以避免的。

用呼吸拥抱孩子

使用螺旋式呼吸法，探索你的身体，它是宝宝的第一个栖身之地。在呼吸的过程中，你可以感受到身体内的各个器官和宝宝是如何被呼吸"按摩"着的。请舒适地仰卧，背部朝下，曲腿，并竖起骨盆。也可以在双膝之间夹一个气球，绷直并伸展脊柱。

- **第一步**

从左侧坐骨吸气。想象气息呈螺旋状通过右侧髂骨，呼气时打开右侧骨盆并使其下降。然后换另一侧：从右侧坐骨吸气，气息呈螺旋状流向左侧髂骨，呼出。

- **第二步**

由肚脐吸气，气息呈螺旋状流向右侧肋骨，呼气。再次由肚脐吸气，气息呈螺旋状流向左侧肋骨，呼气。

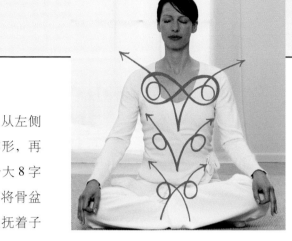

由肚脐吸气，气息引向脊柱：从左侧肋骨向右侧肋骨画一个大 8 字形，再由右侧肋骨向左侧肋骨画一个大 8 字形，呼气。想象着，气息如何将骨盆和横膈膜之间的空间充满，轻抚着子宫和子宫里的宝宝。

现在你可以通过螺旋式呼吸法，使呼吸贯穿身体，甚至到达子宫。

● 第三步

由胸骨吸气，有力地流向右侧肩部，呼气，放松。同样，做反侧。然后，由胸骨吸气，在胸前、左右肩膀之间，气息画 8 字形，从左至右，再从右至左。感受气息轻抚着心脏。通过呼吸锻炼，能使胸腔打开更大。

● 第四步

由喉部吸气，气息呈螺旋状由头部左右来回流动，在颈部后方呼出。

● 第五步

呼吸冥想以大声呼喊结束。确定一下，谁将在生产时陪伴你，他 / 她会听到你的喊声。

开始阶段，为了热身，你可以在呼吸冥想时，小声跟着哼唱，然后逐渐提高音量："啊——！""哦——！""唔——！"

然后，吸气，充满胸腔，调动骨盆底肌发力，大喊："哈！后！哈！后！"……"哈——！""后——！"尽可能地大声喊。"啊——！""哦——！""唔——！"

也可以采用坐姿，进行螺旋式呼吸训练。可以在一把椅子上坐直或者是盘腿坐在冥想垫上，如果需要的话，背部可以靠在一个球上。

8字形按摩

现在宝宝的肺部和肠处于发育的最后冲刺阶段，按摩对其很有好处。在凳子上或床边坐直，也可以盘腿坐在垫上。背部可以靠墙或者靠在一个球上，一定要竖直。

• **第一步**

头顶务必位于会阴的正上方，不要偏离。然后将两侧坐骨和会阴部的括约肌轻柔地向上提，同时保持会阴部的括约肌放松。

• **第二步**

会阴轻轻内收，肚脐向胸腔方向

孕晚期——正确的练习方法

→频率

每周 3～5 次。如果希望多练习，可以每周多做 2 次基础练习。

→时长

接下来的 8 个练习动作，持续大约 20 分钟。

→耐力训练

每周 2 次，每次至少 45 分钟，锻炼走步、骑车或者游泳，心率控制在不超过每分钟 140 次。

伸展，这会激活锥状肌（锥状肌位于耻骨联合处的左上方，形状微小呈三角形的袋状肌肉，在腹直肌的前方，向上插入白线）。宝宝会被向内推：腹部和结缔组织得到放松。宝宝就会"坐"在小骨盆（髂耻线平面以下部分的骨盆）上。这能够使分娩更容易些，因为在分娩时，锥状肌能够起到帮助推挤的关键作用。

• **第三步**

双手放于下腹部，并轻柔地呈 8 字形按摩腹部，先画小圈，然后逐渐扩大。之后用手在上腹部轻柔地在肚脐周围画 8 字形，按摩。

• **第四步**

双手放于肋骨上，轻柔地以 8 字形画圈，按摩肺部（从前往后，从下往上），并轻柔地按摩胸部。

• **第五步**

斜向地由左侧骨盆向右侧胸部画 8 字形，然后返回，从右侧下腹部到左侧胸部，然后返回，按摩。

保持灵活性

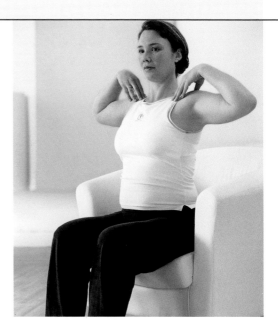

● 坐在凳子或沙发上，对齐两侧坐骨。双脚和双膝稍稍分开与髋同宽。膝部位于脚部正上方。耻骨和尾骨向下伸展，头向上拉伸。双肩放松，向下向外展。

● 骨盆底肌群发力：收紧骨盆底部肌群，并与后部的骶骨相连接，肚脐轻轻向上，往胸骨的方向上提。

● 抬起双臂与肩同高，曲臂，手指放于肩上。将两个肘部尽可能向外、

身体两侧伸展。此时如果感到上背部有紧绷感，你的动作就做对了。

● 现在用指向身体两侧的肘部尖端在空气中画8字形：左臂肘部向后上方伸展，然后右臂肘部向后上方伸展，然后又是左臂，接着又是右臂……如此连续下来，呈一个8字形。

● 这个左右同时并且有力的动作，以胸骨的中心为核心。开始时，画5次8字形，逐渐增加到20次。

● 然后，手臂肘部向下后方转：肘部调换方向，继续画8字形。重复20次。

→动作要领

如果在练习过程中感到疼痛，说明你的基础位置不正确，稍稍放松休息，再重新开始。

→作用效果

协调胸腔、肩部和手臂的肌肉，使肌肉更有力量。这会为孕晚期的你提供力量。在宝宝出生之后，哺乳和抱孩子也需要手臂的肌肉更有力量。

→温馨提示

耳朵与肩部的距离越远，姿势就越正确。

全景视角（头部旋转运动）

● 接着前一个动作"保持灵活性"（见 89 页）的基本动作，继续开始做下一个动作"全景视角"。

● 如果起初觉得手臂太僵紧，先把手放下，放松，然后重新开始：双臂向上微曲——手指触肩。耻骨和尾骨向下伸展，头向上伸展，仿佛要顶到天花板一样。

● 双肘向身体两侧拉伸。由头顶向前，带动胸骨，尽可能地拉长向前弯曲成一个弧度。（如左下图）如果动作做得对，你应该能感觉到整个腹部肌肉受到牵拉。

● 再次抬起头。头部微微向左侧

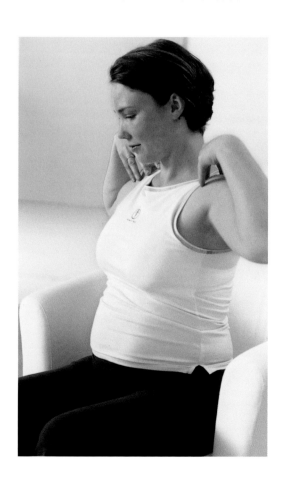

→**动作要领**

在练习过程中肩部不要跟着移动。前颈部、后颈部以及头后部的肌肉群协调合作运动。

→**作用效果**

协调前颈部、后颈部以及头后部的肌肉群，使颈椎更灵活。此练习旨在有效预防驼背。通过练习，可以学习如何使用正确的姿势，将来宝宝出生以后，在换尿布和哄睡的时候就不会驼背。

→**温馨提示**

你是不是总是在电脑前工作？还是总读书？你马上就可以把这个练习融入日常生活当中。它能够立刻缓解颈部紧张和不适。

转，低头弯曲，然后再次竖直抬起头。（如下图）反复重复此动作，直到鼻尖可以触碰到肩部为止。然后头部回到正中。

● 头部转向右侧，做与刚才在左侧同样的动作。最后，头部回到中间。

● 如果你的动作幅度还做不了太大，那么每侧各重复 16 次即可。

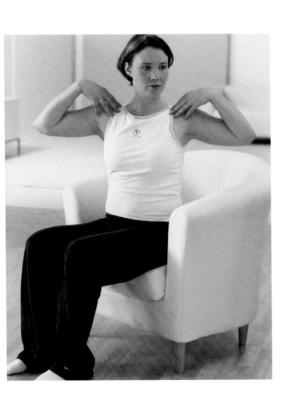

→经验分享

　　我在孕晚期阶段，骶骨区域一直有疼痛。在"阑提妮卡锻炼法"的帮助下，我的关节组织更稳定有力，能够更好地防止骨盆前倾，从而保证了我整个身体的体态是正确的、稳定的。甚至更明显的效果是在我分娩的两天后第一次下地走路时。当时，我感觉到身体突然前倾，因为骨盆受到压力。这时，我马上运用了"阑提妮卡锻炼法"中学到的方法调整骨盆，身体立刻恢复正常姿势，也并无痛感。我立即感觉自己又活力充沛，充满力量，恢复正常了！同时，我观察在医院里的其他产妇，都是歪着走路，向前倾的，而我已经可以直立并且较快速地走路了。

　　斯尔克，来自杜塞尔多夫

侧卧练习更轻松

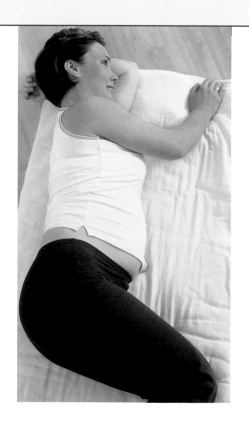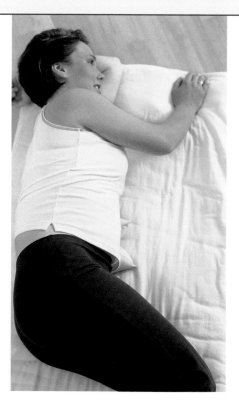

● 采用侧卧姿势躺下，并在腰部下方垫一个靠垫或稍稍吹起的气球（如上图）。如果做这个动作觉得略有难度了，就再在双膝之间加一个靠垫或小气球。

● 双腿向身体前方前屈，大腿和小腿之间形成一个直角。

● 将头部置于左上臂上。肩部向外向下沉，头向上延伸。耻骨和尾骨向下伸展。髋部和肩部关节应该基本平行。

● 如果姿势正确，并且肌肉绷紧得很好，应该感觉肩部很轻松。如果需要，也可以在头部下方垫一个小靠垫。

● 两侧坐骨内收，并用对角线呼吸法：由左侧坐骨吸气，右侧肩部呼气。然后反过来，由右侧坐骨吸气，左侧肩部呼气。每一遍呼吸 3 次。

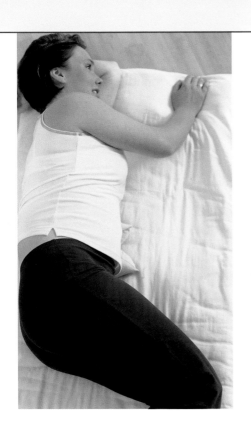

● 两侧坐骨向后上方收紧，然后回到中间，再向前上方，再次回到中间，再向后上方，回到中间……重点是：这是一组拉长的骨盆秋千动作，背部保持紧绷。通过练习，使骨盆更具灵活性。

→动作要领

在练习过程中，如果在下方的肩部有痛感，说明动作不对。那就需要从头重新做动作。整个动作过程中，背部始终保持绷紧，腹部不受压。

→作用效果

侧卧姿势在分娩时是一种相对轻松的分娩姿势，并且对会阴部的伤害最小。现在进行锻炼，分娩时一定能派上用场。

→温馨提示

这个练习也可以作为疲倦和后背疼痛时的舒缓练习。

虎式伸展

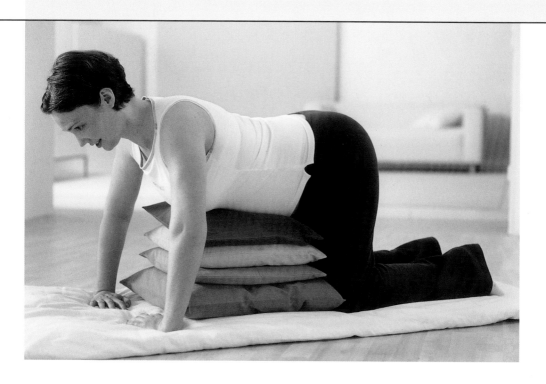

● 许多孕妇在做这个动作时，喜欢在肚子下方垫几个靠垫或一个较大的气球，以作支撑。当然也可以什么都不垫，进行练习（如95页图）。

● 跪在一个垫子上，双脚和双膝分开，与髋同宽。手部放于地面垫子上，掌心向下，手指尖相对。双手位于肩膀正下方。双膝与髋部正下方对齐。

● 两侧肩膀向外向下沉。肘部向

外微曲。耻骨和尾骨向后伸展。头向前延伸。这样，可以不用费力就绷直背部。

● 现在主要注重动作细节上的变化：由左侧坐骨吸气，呼气时右侧大臂肌肉向外旋转，但是姿势不发生任何改变。紧接着由右侧坐骨吸气，呼气时左侧大臂肌肉向外旋转。每侧重复5次。

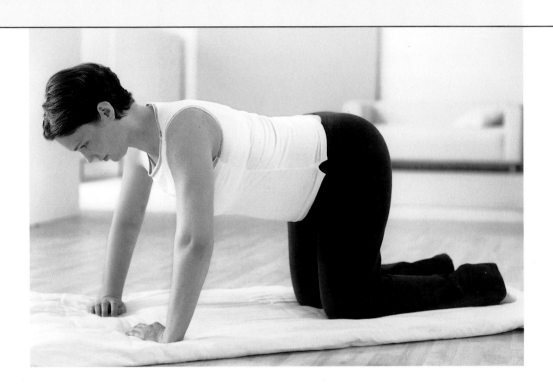

● 将坐骨向后上方移，并充分激活骨盆底肌。耻骨和尾骨继续向后伸展，直至背部伸平并且绷紧。同时头向前延伸。肋部放松。颈部后面有小窝出现。重复10次。

→动作要领

　　在练习过程中，如果骨盆倾斜，请立即停止动作。背部可能会下陷，但是不能弓起。还要注意头部和颈部，往前稍稍伸展，延长脊柱。但是颈部既不能向前也不能向后弯曲出现褶皱。

→作用效果

　　通过练习提高背部绷直的效果。

→温馨提示

　　这个"虎式伸展"的动作有利于预防腰椎间盘突出。因为在练习过程中，腰椎可以得到伸展。

弓背练习

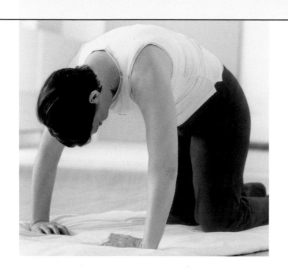

• 本动作可以直接接在"虎式伸展"（见 94 ~ 95 页）动作之后继续做。

• 请调动骨盆底肌并将骨盆摆正，脊柱向着头顶方向伸展，这样能够使脊柱尽量绷直。同时轻轻向上（脊柱的方向）收肋骨并放松。

• 做出一个虎式弓背动作：进一步调动骨盆底肌，从骨盆底部发力，坐骨朝着腘窝的方向，即向后向下拉伸。头部向前向下拉伸。这样，上半身就会做出一个微曲的拱形。略微保持一会儿，然后坐骨继续朝后方拉伸，头向前方拉伸，这样上半身又回到平直状态。再次弓背，伸平，弓背,伸平……

• 一旦你能够熟练掌握这个动作，就配合呼吸来锻炼：在弓背时，长而

→**动作要领**

在练习过程中，脊柱必须保持平直，不能弯曲或上抬。头部和骨盆的下弯构成了背部的完美拱形。

→**作用效果**

通过练习提高脊柱和椎间盘的拉伸性和灵活性，也锻炼了骨盆和骨盆底肌的反应。

→**温馨提示**

通过这个动作，脊柱的承压力和灵活性大大提高，就像在风中的嫩竹子一样。

深地吸气，呼气时伸展为平直。吸气时骨盆绷紧发力，呼气时骨盆放松。根据自身情况，每天做 5 ~ 10 次。

放松腰骶部的练习

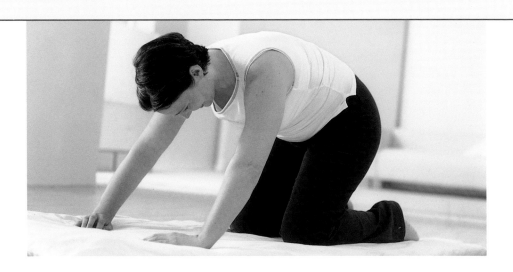

● 接着"弓背练习"（见96页）继续做。

● 背部回到平直状态后，臀部向后方小腿的方向伸展，但是不要移动手部。肩部也同时向后移，不再位于手部上方垂直位置。

● 两侧坐骨内收。耻骨和尾骨向后向下伸展，头向前向下拉伸。

● 曲背部，伸展的重点在腰部。拱起的腰部要柔软，不能僵硬。各个椎骨之间要有空隙。

● 耻骨和尾骨向后伸展，头向前拉伸，背部重新回到平直状态。

● 结合呼吸，将动作做成流畅的整体，以不太慢的速度进行弓背和直背。吸气时骨盆底发力绷紧，呼气时完全放松。重复5次，弓背然后直背。

→动作要领

在练习过程中，头不能回缩。在弓背达到最高点时，停住，感受脊柱的变化，然后再回到平直状态。

→作用效果

通过这个练习使腰椎和后背下部得到拉伸。骨盆底同时跟着发力。对于很多人来说，这个姿势可能是这个系列动作里最舒服的动作。

→温馨提示

如果在做这个向后移动了的弓背动作时，感到非常轻松的拉伸感，那么这个动作就是完全正确的。

有力的肩部

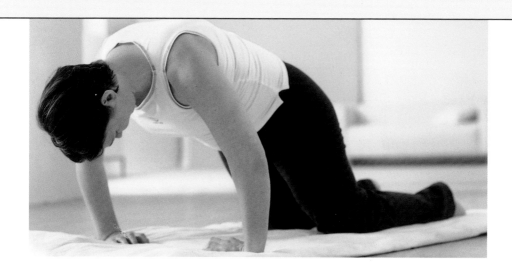

● 接着"放松腰骶部的练习"（见97页）继续做。上半身拉长，然后向前平移，但手臂的位置不要变化。肩部位于手部上方前部，不再位于手部上方垂直位置。

● 骨盆底部发力。尾骨向后向下伸展，同时头部向前向下拉伸。胸骨向脊椎方向内收。形成一个微微的拱形。再次伸直，拱起，伸直，拱起……重复5次。

● 这个体位对于初学者来说往往难度较大，因为平衡点往前移了，肩部不能协同运动。移动的力量来自下背部和骨盆。头部是放松下垂的，并且与后背形成拱形。双臂肘部轻轻弯曲向两侧突出。慢慢且平滑地回到初始体位。

→动作要领

此动作对于初学者来说难度较大，不容易适应。如果第一次练习时，只能完整做到1～2次弓背直背的练习，这也完全可以。待到下次再练习时，可能就能做到4次了。

→作用效果

锻炼了可动性、灵活性、力量和反应能力。

→温馨提示

此动作可以有效缓解肩部不适，并且对放松颈部非常有效。

幸福的"铲子"

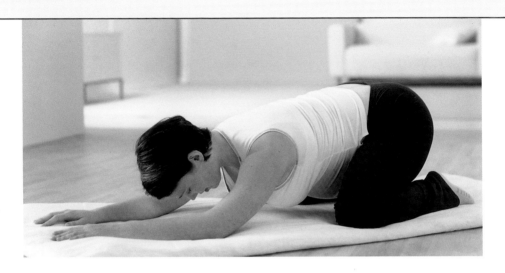

● 接着"有力的肩部"（见98页）继续做。腹部下方不垫靠枕。如果觉得腹部下方空间不够，可以稍微再分开双腿一些。小臂平行置于地面。背部呈略倾斜的状态。

● 双侧坐骨向后向上伸展，头顶向前向下伸展。脊柱和颈部平直地绷直。耻骨要向后向上方收，肚脐轻柔地向胸骨方向提。

● 骨盆底开始发力：收紧，放松，收紧，放松……开始做5次循环，然后逐渐增加到30次。

● 最后，臀部下降至脚后跟部，双手在地上向前"走"到最前方。紧接着，放松。

→ **动作要领**

骨盆不要倾斜，而是完全保持竖直紧绷。背部保持紧绷且平直。

→ **作用效果**

增强了背部和骨盆的力量。缓解了子宫口的压力。能预防早产。

→ **温馨提示**

做此动作时，主要是骨盆底肌在发力。请将注意力集中在两侧坐骨。背部绷直但不紧张。

产前准备

如果现在感觉紧张，烦躁不安，那是非常正常的。因为你的身体现在分泌了更多的激素，为即将到来的生产做准备。身体将会出现各种信号，让你随时保持警惕，以便随时严阵以待。

你已经积蓄了足够的力量，准备生产。现在到了该做心理准备的时候。这时候，你需要去从事那些有了孩子之后短期可能做不了的事情：比如去看场话剧或电影，去听一场演唱会，和朋友小聚，读点自己喜欢的书，享受一次按摩、美容保养或是美发，或者去逛街购物。总之，做一些能让心情愉悦的事情。

身体内在发生着什么？

经常会感到呼吸急促：本书的呼吸练习可以帮助你调整呼吸，重新恢复平静。如果最近新陈代谢不好，那么坚持多散步。

如果觉得心情乱糟糟，这也是自然的。找时间和好友相约，或者找闺密或母亲谈谈心。还可以写写心情日记——几年后这本日记可能成为给宝宝的珍贵礼物。宝宝入盆过程中经常带来的疼痛，预示着产期的临近。你

也可以有效地利用这个机会，调整状态，练习紧张和放松肌肉、控制和释放力量。整个分娩是一个动态的过程。疼痛也是其组成部分，并且是给身体的信号，你要配合这个信号，结合呼吸，是用力推，还是放松。

小知识

现在需要多补充蛋白质。它能够预防先兆子痫和妊娠中毒症：如果尿蛋白偏高，会造成腿部、手部和面部的水肿以及高血压。一旦发现自己有浮肿现象，立即减少碳水化合物的摄入量，并多补充一些蛋白质。同时及时就医并检查。或者如果出现其他的一些症状信号，比如上腹疼痛、头痛、头晕目眩、烦躁不安以及神志不清，你就要注意了。

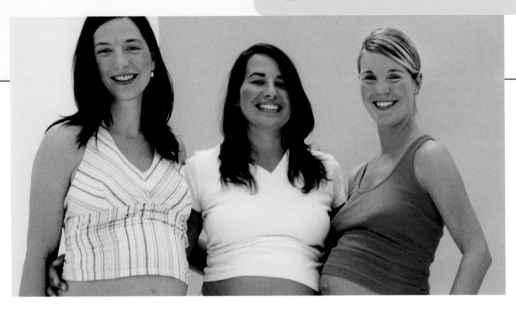

现在是享受与闺密度过欢乐时光的时候！

身体要保持挺直

如果身体能够保持挺直，呼吸就会更轻松，也更利于血液循环。这样，妈妈和宝宝都能得到最佳的营养供给。同时，保持挺直的姿势，可以使肌肉在分娩过程中起到对宝宝的"按摩"作用。坚持了九个月的锻炼，现在你就获得了成果：力量、勇气和毅力。

和其他孕妈"组团"吧

你可以和其他孕妇朋友一起锻炼，比如跳舞或者游泳。这也会给你带来更多乐趣。同时互相的精神支持也能为你在情绪不佳时期带来安慰和疏导，因为你们可以感同身受。

产期准备——
正确的练习方法

→频率

在孕晚期最后三个月里，每周锻炼 3 次。如果个人精力允许，可适当增加。本章的练习可以和前一章"孕晚期"中任何一个动作连接起来一起进行。或者以其作为补充。

→时长

以下这套一共 8 个动作的练习，总时长为 20 分钟。

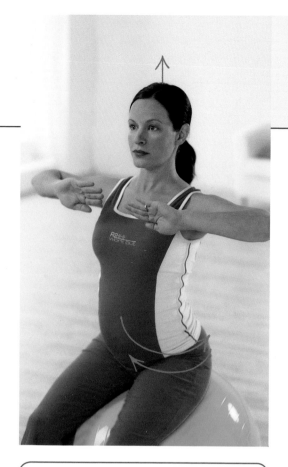

借助此呼吸练习，你可以有意识地放松肌肉和身体器官。

收获的时节

坚持进行呼吸冥想练习，现在到了收获的时节，你可以运用呼吸来有意识地放松肌肉和身体器官了。分娩不仅是体力活，精神上也需要很多的投入。在此之前，你经过了九个月的练习，提升了自身的力量、灵活性、稳定性和放松的能力，并且反应能力也变强变快了。

坐在一个健身球上，双腿微微分开。双脚大脚趾关节和脚后跟稳稳地抓地。双膝平行位于双脚脚后跟上方。双侧坐骨对齐并绷紧。

● 第一步

吸气时，坐骨向后收，并尽可能打开，健身球跟着滚动几厘米。呼气，并保持打开。继续吸气，刚刚打开的坐骨向前收回，然后呼气。共重复 10 次。

● 第二步

身体坐直。吸气，同时将左侧坐骨向左边推。然后呼气并挺直身体。再次吸气，同时右侧坐骨向右侧推。然后呼气并挺直身体。每侧重复 5 次。

● 第三步

采用坐姿或者卧姿：由胸骨吸气，从坐骨呼气。重复 5 次。

● 第四步

由肚脐吸气，从坐骨呼气。重复 5 次。

在动作结束时，一定再练习 5 ～ 10 次盆底呼吸：吸气时双侧坐骨内收，呼气时稍稍保持收紧。

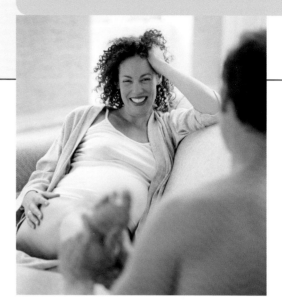

与你的另一半好好商量一下，生产时他能够如何协助和支持你。

信任很重要

现在你毫无疑问是家庭的中心了！当然也不必因为即将到来的生产而感到惊慌。现在到了做决定的时候了。不能等到最后一刻再决定谁陪在产床旁边，其他人的任务分别是什么。因为到那时，一切就来不及了。并且也不要等着别人来问："需要我为你做什么吗？"你要自己安排，给他们派任务。分娩是一项艰巨的任务。你的身体会分泌大量的激素和内啡肽，以便你能以最佳状态完成这一任务。所以一定要为你此项"喜马拉雅登顶"任务遴选最佳组队，从旁协助、支持，为你鼓劲儿、安抚和纾解。要认真挑选候选人，如果准爸爸"晕血"，他就不能胜任此项任务。最好选择一位闺密，如果是也生过宝宝的就最理想了，因为她应该很熟悉生产的过程。

想要另一半陪伴你生产就直截了当地说出来。这时候得让他把胆怯先放一边，因为需要指望着他！而且还得让他保持精力充沛和清醒。还没到和朋友庆祝的时候呢！

重要的"彩排"

你们要事先演习一下，如何安抚和比如牵手这种细节。要给伴侣清楚的反馈，让他知道，如何握住你的手，需要多用力，还有离你近点还是远点。同时还得给他打"预防针"，在分娩时，你的手可能会特别使劲，也会特别需要抓住他不放。是的，生产的过程本身就是奇迹。但是他也不能是个闷葫芦，一言不发，那不利于给你鼓劲儿。他还得有"眼力见儿"，随时询问你的状况和需求。另外，事先你们还要演练一下，你可以试着冲他大喊，他也得试着为你加油、抚摸安慰、紧握你的手，支持你，并一直一直夸奖你！

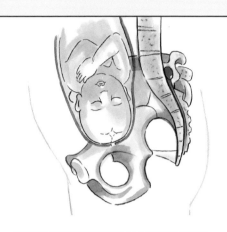

宫口扩张阶段，胎儿头部已入盆。

最长的旅程

整个分娩过程分为三个阶段：宫口扩张阶段、过渡阶段和最后阶段。每个阶段都需要你投入很多力量和努力。如果在孕期坚持锻炼，你的骨盆和深层肌肉就会为分娩提供很好的基础。通过练习本书所讲的"阚提妮卡锻炼法"的训练动作，你的骨盆及骨盆关节都会得到锻炼，具有更好的灵活性，这对第二和第三阶段产程是非常有利的：一方面有助于胎儿在相对狭小的骨盆中处于更有利的初始位置，另一方面这能够使母亲身体的各个骨头、关节和韧带更有柔韧性，减少受损。骨盆部的各个骨骼可以有更大移动的空间，甚至互相借位。骶骨关节、

耻骨联合和髋部关节也由于整个骨盆部位的灵活性从中受益。

宫口扩张阶段

在分娩之前的一段时间，宫颈口在宫缩和放松的交替作用下逐渐打开的过程，称为宫口扩张阶段。在孕期的有效锻炼下，有力的骨盆和有条不紊的呼吸能够促进身体有意识地结合子宫的每一次收缩，打开宫颈口。

过渡阶段

这时子宫口已经打开到最大。可

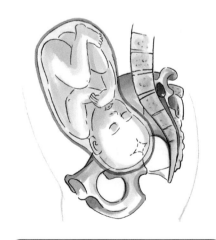

过渡阶段：用力和放松相结合，帮助胎儿经过狭窄的产道。

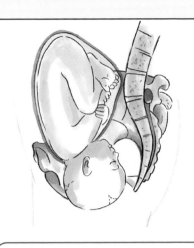

最后阶段：胎儿在为自己最后出来奋力一搏。

对于胎儿来说还是很窄。宝宝的头弯下来，并且转动了四分之一；肩膀也同样弯曲了。这样，他才能从狭窄的产道里通过，来到外面的世界。如果腹部和骨盆底部的深层肌肉足够稳定，就拥有强有力的支撑力，就像有韧性的墙面一样，"按摩"着胎儿。同时母亲也能有把握感知，什么时候在什么地方用力。

最后阶段

当胎儿的头部又继续转动了四分之一，并且往下降了以后，骨盆底部的肌肉形成了一个类似于高领毛衣的领子一样的筒状肌肉群。现在就要用尽全力，将孩子从这里推出去。这时，腹部的深层肌群能够帮助你，在每次阵痛出现时，更有力地和尽可能省劲地利用阵痛，完成分娩。

娩出

无论是对于宝宝，还是你，整个过程中最艰难的部分现在已经完成了，但是娩出阶段还未完成。这时，宝宝的肩部继续转动四分之一，他身体的其他部分将瞬间被娩出。奇迹产生了，你的宝宝出世了！生产过程中的疼痛和记忆仿佛瞬间就消失了。现在就来互相认识一下吧！

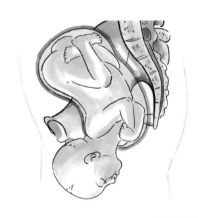

娩出：宝宝的头部已经出来，紧接着身体也要出来了。

自觉挺直

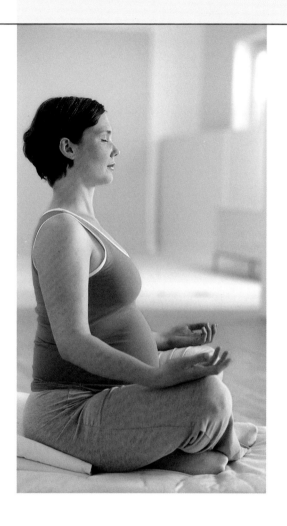

那样脚心朝上，而是要用脚的外边缘接触地面，跟骨紧绷并与腿部肌肉协调不放松。

● 想象着你的大腿在延长：一侧坐骨向后拉伸，膝部向前拉伸。这样做，可能你的腿部也许仅仅拉长了几毫米，但是就这仅仅的几毫米就对关节非常

→动作要领

不要耸肩，并放松肩部。在练习过程中，双腿要交换位置，不要总是一条腿在另一条的上方。

→作用效果

呼吸时一直保持绷直，不要像风箱一样一会儿鼓一会儿瘪。动态地锻炼骨盆，以便让其能够在不同情况下做出不同的反应：在咳嗽、大笑或者是打喷嚏时能保护收紧，而在分娩的时候能放开，不断打开，打开，打开……

→温馨提示

这个练习适用于在阵痛出现的间隙放松身体。

● 盘腿坐在一个瑜伽垫上。如果需要，可以在膝部下方垫一个靠垫，让膝部可以放松。

● 将两侧坐骨向下沉，然后向中间内收。这时下背部会自动竖直起来，并且绷直整个背部至头顶。

● 双脚的姿势，请不要像瑜伽里

有益。大腿向外侧旋转。然后换另一侧大腿，做同样的动作。

- 放松坐骨，手部放松放于大腿上。现在想象着，你用头在空中向上画螺旋形，越来越高，越来越高。

- 当你觉得不能再高的时候，停住不动。吸气，坐骨处发力，带动气息经过脊柱，来到头顶，呼出。重复3次。

- 现在反向练习：从头顶处吸气，气息经过脊柱向下运行，但是身体不要缩短！呼气的同时有意识地打开坐骨。重复3次。

- 交换方向呼吸练习：从下部吸气，上部呼出，再从上部吸气，下部呼出。重复10次。

→经验分享

第一次生产的经历对我来说是场噩梦。当时我觉得浑身无力，阵痛也让我无比痛苦。虽然当时我们在家，并且有一位特别温柔体贴的助产士陪伴我，可我还是被击垮了。我感觉身体根本不听使唤。当时我感到自己十分虚弱而且害怕，认为我再也不能接受生孩子这样的苦差了。

之后我参加了"阚提妮卡产后恢复课程"。在训练班我很快恢复到了以前的身体状况和体形，并且在第二次怀孕期间一直继续参加训练。这次生产完全和第一次不一样。这次我能够有意识地接收到身体的信号并且能够有效地利用阵痛，顺利分娩，整个过程中我都有很好的掌控力。而且这次生产持续时间很长，并且第二胎宝宝比老大还重。

莫妮卡，来自梅明根

灵活自如

● 这个练习，同样采取盘腿坐姿。根据自己的灵活性，可以选择直接坐在瑜伽垫上，或者在臀部下方垫一个冥想垫。骨盆摆正，背部绷直，肩部向外向下放松。

● 两侧坐骨先朝地板方向伸展，然后再向中间收。此时应该可以感觉到下背部竖直起来。接着背部一直到头顶都绷直起来。

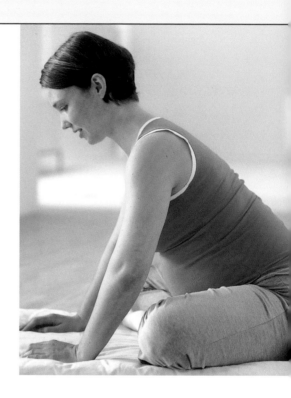

→ 动作要领

　　脊柱一直保持竖直，并在弓背的时候形成一个微微的拱形。

→ 作用效果

　　内卷时，并不挤压横膈膜和腹部。锻炼骨盆呼吸法。

→ 温馨提示

　　通过这个练习，你可以了解到，骨盆的灵活性与背部灵活性并不冲突。通过"盘腿天秤"坐姿可以让背部肌肉得到拉伸。

● 双脚脚外缘贴地，与地面垂直，跟骨伸直。

● 上半身笔直地向前倾，双手置于身前支撑（如上图）。

● 吸气，骨盆发力。由骨盆底肌发力并内卷下背部。跟骨向前伸展，头顶向相反方向伸展（如 109 页图）。放松时将两侧坐骨向后方伸展，骨盆再次摆正。共重复 5 次。

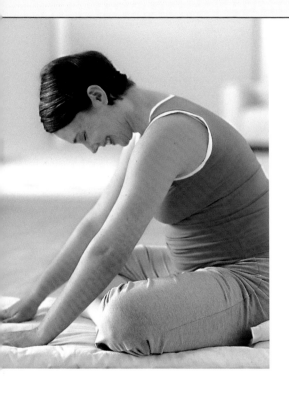

● 吸气并有意识地放松骨盆，同时继续像前面所描述的那样内卷。然后竖直起身体并绷紧。同样重复 5 次。

● 双脚脚底相对。下背部内卷，如前面所描述的那样。请仔细观察区别。在这个姿势中，骨盆底部内层肌肉构成基本保护。吸气时，不要内收坐骨。根据自身状态，重复 3 ~ 7 次。

→经验分享

　　我在怀第一胎的时候，饱受背部疼痛的折磨。到临盆时，我甚至连一分钟都站不了。在参加产前准备班培训时，我了解到了包含其中的骨盆底肌训练动作。因此我联系了"阙提妮卡培训课程"的老师，并参加训练。

　　由于当时我已怀孕 37 周，时间有限，只能上一节课。尽管如此，通过训练，我还是得到了很大的帮助，使我在日常生活中能够运用我的骨盆发力，保持竖直的身姿。而且我的背部疼痛也明显减少了！同时，另外一个很大的好处就是，我在剖腹产之后直接就可以开始盆底练习。虽然当时我还不能下床走路呢！

　　　　　　　　海克，来自埃森

站得稳稳的

● 这个动作采取站姿。双脚分开与髋同宽，膝部放松。头向上伸展，耻骨和尾骨向下伸展。同时伸展腰部。双手在身后交叉，手掌向外。

● 两侧坐骨用力向内收，骨盆发力。保持紧绷，并延伸至膝部。臀部尽可能向后方伸展，直到膝部超过脚后跟上方。

● 用力紧绷至膝部，然后再直起。仅从骨盆发力。重复 10 次。

● 上半身笔直地继续向前倾，然后再次抬起，之后再次向前倾后抬起。重复 10 次。

● 以胸椎为轴心，向左旋转胸腔。头部向相反方向旋转。然后交换方向做反侧。重复 10 次。

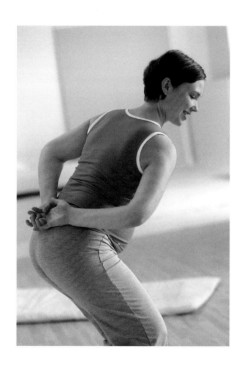

→ **动作要领**

最理想的情况是，膝部位于脚后跟正上方。大腿后侧肌肉、骨盆底肌和背部共同协调发力。大腿前侧和腹部是放松的。

→ **作用效果**

各部分肌肉可以相互协作发力，并为分娩做准备，肌肉有一定耐力，保持姿势。

→ **温馨提示**

这种灵活性能够在分娩过程中"自发"调动出来。

做好准备

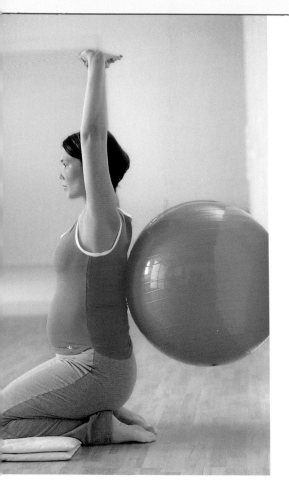

- 跪坐在双脚脚后跟上，双腿微微分开。如果感觉费力，可以在后背处倚靠一个健身球。

- 骨盆发力。大腿肌肉向外旋转。将骨盆摆正，头向上伸展。脊柱尽可能地绷直。

- 双臂上举，双手举过头顶，在上方交叉，手掌心朝上。肩部向外向下沉。肋骨放松。

- 将上半身由脚后跟向上举。骨盆处发力，向上抬上半身，然后下降：根据体型，上升3～10厘米不等。动作幅度不大，但是要有力度。开始时重复5次，逐渐增加到重复10次，即做2套（各5次）的重复动作。

→动作要领

也可以在臀部和脚后跟之间加一个软球，以缓解体重给足部带来的压力。

→作用效果

分娩需要力量。这个动作练习可以锻炼大腿肌肉和盆底肌群的力量。这样你可以在任何时候选择最好的位置生产。

→温馨提示

通过这个练习，不仅利于生产，还可以使你的体态更优雅。

"大力士"

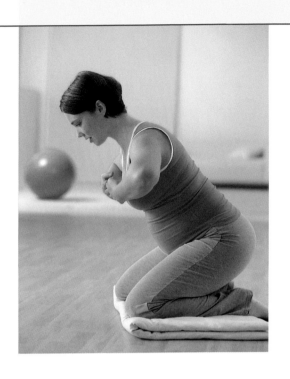

● 跪坐在双脚脚后跟上，双腿微微分开。大腿肌肉向外侧旋转。骨盆摆正。上半身笔直地向前倾。耻骨和尾骨向下伸展，头顶向相反方向伸展，直到脊柱被最大限度地拉伸。

● 双臂环抱置于胸前与肩同高，两侧肘部尽量向外侧拉伸，直至肩部向下沉。骨盆底部发力。

● 提起臀部离开脚后跟。尾骨向前向上拉伸，然后拉回至笔直的背部。接着再次向前向上拉伸。这种前后"摇摆"重复10次。然后臀部重新坐回到脚后跟上，放松休息后，再次重复上面的动作一轮（10次）。

● 竖直上半身，尾骨以尽量大的幅度进行前后"摇摆"的拉伸。重复10次。

→动作要领

　　这个动作在练习过程中，主要是骨盆区域的锻炼。脊柱被拉伸，但是肩部不紧绷，下背部也不会被压平。

→作用效果

　　锻炼和拉伸了大腿和骨盆底的肌肉，为分娩做准备。

→温馨提示

　　如果手臂觉得累，双手可以搭在肩上呈环形，或者将手置于背上。

耐力肌肉

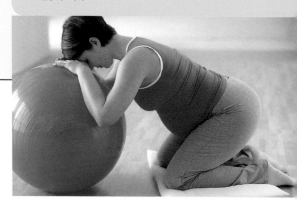

- 这个练习动作与孕中期的"骨盆舞"（见74～75页）动作相似。跪坐在双脚脚后跟上，双腿分开一些，以自己的舒适为准。双脚尽量绷直，使得腿部肌肉也能共同发力。

- 将双手放于一个健身球上，并将前额放在手上。向两侧尽可能地拉伸肘部。两侧坐骨内收，骨盆发力。

> **→动作要领**
>
> 在做这个动作时，如果感到坐在脚后跟上比较吃力，可以在双脚脚后跟之间放一个小球，并靠在这个小球上（注意，不是坐上，而是倚靠着，以便重心不偏离）。
>
> **→作用效果**
>
> 锻炼和拉伸骶骨关节的韧带，同时协调下背部和骨盆底部的肌群协作。这能在分娩开始之前使胎儿处于比较有利的位置。
>
> **→温馨提示**
>
> "骨盆秋千"的动作越来越柔软灵活，也是能够速效缓解后背部疼痛的练习。

- 肚脐轻轻地向胸骨方向上提，这样可以收紧起保护作用的锥状肌。耻骨和尾骨带动身体向后伸展。

- 双侧坐骨用力向后上方拉伸，然后和尾骨一起用力向下方脚后跟的方向拉伸。这就使骨盆产生了一个"骨盆秋千"的动作，但是不会影响背部肌肉收紧或是使腹部空间变小。向后上拉伸，然后向后下……重复20次。

- 背部斜向绷紧，即从右侧坐骨发力，向左侧肩膀，然后进行单侧像铲子挖地一样的运动，右侧坐骨先向后向上方拉伸，然后再向前向下方拉伸。之后再更换另一侧对角线。

- 以胸椎为轴，上半身向右旋转，头部向左旋转。健身球跟着稍稍移动，同时加深拉伸的程度。然后上半身向左旋转，头部向右旋转。每侧做5次。

宝宝秋千

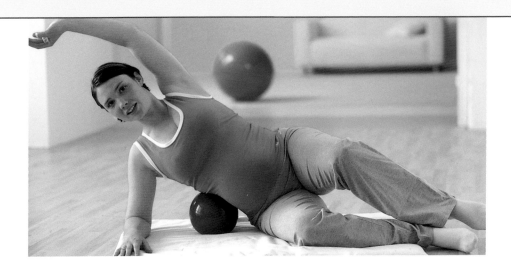

● 侧卧在垫子上，并用右侧小臂支撑起上半身，左臂抬起举过头顶，在头部上方，手掌心向上。

● 可在腰部下方垫一个软球以作支撑。双腿在身前微曲。脊柱必须保持平直。

● 绷直背部，直到两侧髋部分别位于上下垂直的位置，放松肋骨。

● 骨盆底肌用力，开始秋千式摆动：坐骨首先向后向上，然后再向前拉伸至耻骨；再次向后向上，然后再向前……至少重复 10 次，重复次数越多越好。

● 抬起上面的腿。如前面所述的方法，骨盆做秋千式运动，至少重复 10 次。然后换另一侧，再重复上面的动作。

→ **动作要领**

如果在做这个动作时，腰部下方不垫软球会下弯，那么骨盆就不能垂直于地面。

→ **作用效果**

此练习可以迅速缓解疲劳。请集中精神，慢慢地、静静地练习。

→ **温馨提示**

这个体式同时也是分娩时可以选择的一种非常好的体式，助产士也极力推荐。

芝麻开门

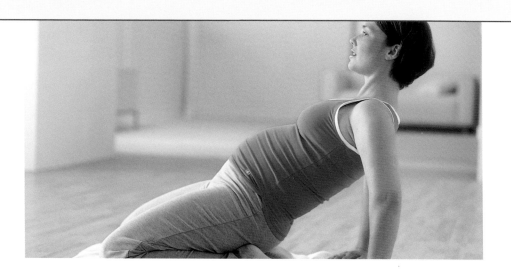

● 跪坐在双脚脚后跟上，双腿舒服地分开。上半身向后伸展，双臂置于身后支撑，掌心向下，支撑起上半身：双手手指相对，手掌微微隆起。双臂肘部微微弯曲向两侧。

● 如果你的肚子已经很大，这种姿势对你的腹部来说有些困难：可以在腰骶部垫一个软球或靠垫。尾骨和耻骨向膝盖的方向伸展，头顶向反方向伸展。

● 双侧坐骨内收，肚脐向胸骨的方向拉伸。

● 对侧拉伸：吸气时右侧坐骨向右侧腘窝拉伸，呼气时有意识地放松左侧肩膀。现在换另一侧：由左侧坐骨吸气，并通过右侧肩膀呼气。

→ **动作要领**

如果觉得费力或者希望更舒适，你可以在臀部下方垫一个软球。

→ **作用效果**

此练习可以锻炼大腿和骨盆的爆发力，同时训练它们和呼吸协调合作。

→ **温馨提示**

你的上半身到膝部能够轻松地弯成一把弓箭吗？那样你的动作完全正确！

双人练习

现在，是爸爸出场的时候了。双人练习可以增加相互之间的信任，促进情感交流："稳稳地扶住我，手部的力量轻一些，放松，握住我的手。"要把你的感受明确地表达出来，还有对分娩的恐惧感。现在就是在彩排，让你和宝宝能够完全信任准爸爸。

你可以在孕晚期开始和准爸爸一起练习了。如果准爸爸需要动力，那么试想一下：这就像是赛车前在纽博格林跑道（德国著名的赛车赛道）上试车，或者是在溜冰场上预演落地莲花（花样溜冰里的一个动作，脚尖急速旋转）一样。只有提前预演过，真正上场时，每个参与者才都可以精神集中，自动正确做出反应。

彩排，包含三项

这里一共包含三项：支撑力、安全感和有的放矢的专项练习。同时，还有关于温情、动力和确定力的锻炼。你的身体需要支撑力。如果准爸爸能够在你分娩的时候给你身体尽可能大的支撑，那你就会感到轻松一些，身体姿势也能保持正确。

骨盆需要有灵活性。双人练习能够让准爸爸学习如何有的放矢地支持你，以便你可以在分娩时保持骨盆和双腿分开的正确姿势。背部需要温柔的支撑。细致周到的按摩能够让你在阵痛间歇得到放松。准爸爸双手的轻抚，也能让宝宝感受到爱，更配合地来到这个世界上。

男性的软弱

用一个词概括准爸爸。他们也"只是"人。他们也会受情绪影响，也需要自己去适应生活阶段的变化。有些准爸爸甚至会在这个过程中，感到身体不适，变胖，筋疲力尽。要是他在妻子生产时昏了过去，也是完全有可能的。这往往是由于缺少睡眠和低血糖导致的。双人练习也可以帮助他们克服男性的无助。所以，在产前准备时，也让准爸爸加入进来，一起锻炼。记得要随时补充能量哦！

亲爱的爸爸

通过以下的双人练习，可以使准爸爸充满力量和自信，同时能够全神贯注于准妈妈。现在她需要准爸爸的全力支持。要是不能从眼神中参透她的需求，就一定要多问，不厌其烦地问她需要什么。请准爸爸把工作安排得尽量少，其他的时间尽量和准妈妈一起做计划安排。你们要一起交流彼此的感受，甚至是恐惧的心理以及你们的愿望。这让你们之间的关系更近，心的距离更近。这也会为你们即将出生的宝宝赋予自愈的能量。

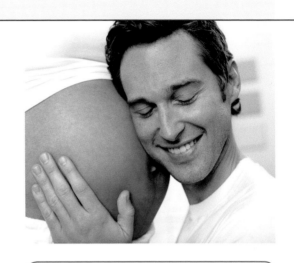

爸爸，你好！请把时间腾出来给你的伴侣。同时，要关注准妈妈和宝宝！

所以，准爸爸，一起来和准妈妈锻炼吧，给她更大的支持，让她看看你有多棒！

→经验分享

我一共顺产了三个孩子，其中两个都有 4.5 公斤重。生完第一个孩子后，我参加了产后恢复训练班，在该课程中主要锻炼恢复腹部肌群。之后我还参加了"阚提妮卡盆底肌群训练课程"，主要集中于产后阴道恢复练习。这使我在生产之后，很快能够恢复良好的身姿和状态。同时，通过整体的练习，我的注意力也提高了，呼吸的训练让我的精神也更放松。甚至这些练习能够让我在生完第三个孩子的两年之后再次恢复工作时，都能得到身心放松。

安娜，来自米尔海姆（鲁尔河畔）

双人浪

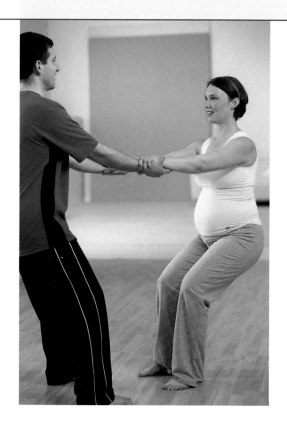

然后再缓缓地抬起——视体重的情况下降 20 ~ 25 厘米——但是不要低于膝盖的高度。一共做 20 组这样的"蹲起"。根据个人情况，可以一气呵成，也可以中间停顿有间歇。

- 臀部向后向下沉，就像要往凳子上坐一样。双臂放松地伸开。骨盆要保持端正。骨盆发力，尾骨和耻骨向下伸展，头向上伸展。放松骨盆时，

- 你们手拉手，并握住对方的手腕，手臂不要伸直。准爸爸双腿分开得大一些，站稳，给准妈妈以支撑。

- 准妈妈双肩向外向下沉。双腿微微分开，屈膝，膝盖在双脚脚后跟正上方。耻骨和尾骨向下沉，头向天花板方向伸展。

- 两侧坐骨向内并向下收紧。大脚趾关节和脚跟紧紧踏向地面。

- 骨盆底发力，缓慢地下降臀部，

→**动作要领**

如果你腹股沟部位的肌肉缩短了（这个动作做起来比较吃力），那么可以在臀部下方垫一个大健身球，利用球的反弹力，进行上面的练习。

→**作用效果**

此练习可以锻炼骨盆、背部和大腿的力量。

→**温馨提示**

练习时，两人双手握紧，手臂伸开。准爸爸要稳稳地拉住准妈妈并给准妈妈支撑的力量。

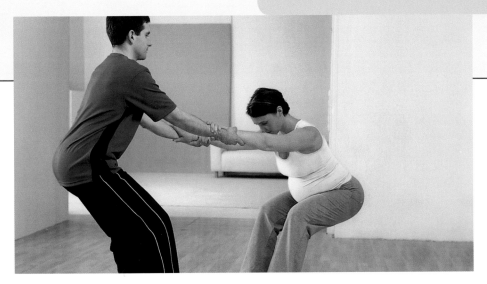

尾骨轻轻上抬。再次收紧骨盆时，尾骨向下向前收。重复12次。这套动作在前面的练习中曾经遇到过，如"侧卧练习更轻松"（见92～93页）。

（见92～93页）

> **→经验分享**

接受了"阚提妮卡盆底肌群训练课程"的孕妇会有这种感觉——她们在"活跃地"怀着宝宝。特别是骨盆底部肌群通过训练，这种感觉更明显了。同时，由于锻炼，骨盆能够摆正位置，脊柱姿势也是正确的，全身上下从头顶到脚底的肌肉群都联合协作。这种感觉非常美妙。同时母亲的良好体态也会传递给宝宝。从一开始就有更大的发育空间，宝宝的体态也会发育得更好。通过练习，小便失禁的情况几乎不会发生，或许只会在临盆之前偶尔出现。就更不用说那些常见的孕期综合症了，也不会出现，比如腰骶部疼痛、背部疼痛、坐骨神经痛，甚至是腿痛。

分娩后，在产前就锻炼的产妇能够较快地恢复骨盆底的感觉。不像那些进行传统的产后恢复练习的产妇，往往在产后数周甚至数月后，才能恢复骨盆知觉。或者数月后，还不能恢复知觉的……

芭芭拉，来自埃森

宽广的心

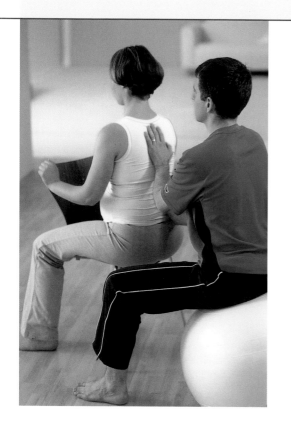 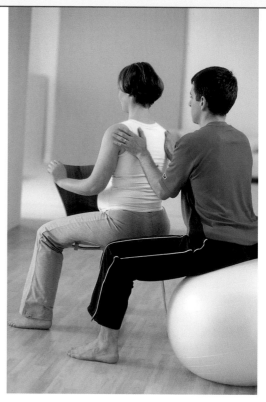

● 请反着坐在一把有靠背的椅子上，并握住靠背。准爸爸在你身后，坐在一个健身球上，或者站着。

● 请注意，你的后背要竖直：两侧坐骨先向后，再向下，最后向内收。重复 10 次。

● 准爸爸轻柔地将手放在你的后背中间的位置，并仔细地向上然后向外抚摸你的背部（如左图）。你的手势和呼吸与之配合。重复 10 次。

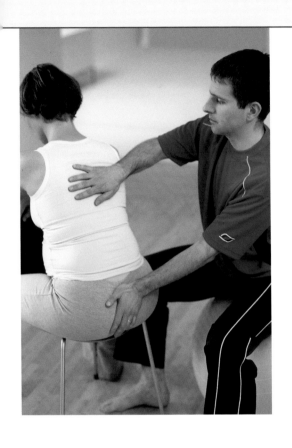

→动作要领

准爸爸请注意：在按摩和抚摸时，请用整个手掌，不要只用手指。做动作之前，双手互相摩擦，搓热手心，这样效果更好。

→作用效果

此练习可以提升呼吸训练的效果，也利于身体姿势的保持。

→温馨提示

这是一套使人放松、充满爱意的动作，能够促进夫妻之间的感情和默契。

● 准爸爸将双手放在你的上半身大概胸部的高度上，并轻柔地向双肩呈 V 字形方向抚摸（如 120 页右图）。手在背部中间的时候吸气，到达双肩的时候呼气。同样重复 10 次。

● 准爸爸将双手放于你的背部中间，双手分别向上和向下沿着脊柱轻柔地按摩（如左图）。同时你的骨盆底部完全放松，尾骨向下伸展，头向上伸展。如果感觉舒服的话，可重复多次。

亲爱的骨盆

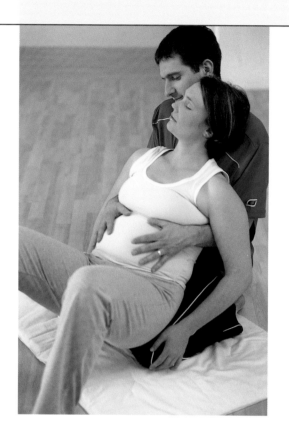

起来，放松。然后再次向下拉伸，放松……重复 12 次。

● 这个动作由坐骨处发力进行控制：向后，向下，再向前，然后再回来，向下，向后……准爸爸可以用一只手放在准妈妈尾骨底部，稍用力拖住准妈妈尾骨部位，支持准妈妈的尾骨活动。重复 12 次。

● 准爸爸跪坐在地，臀部坐于脚后跟上，双腿分开。为了放松，可以在双腿间夹一个软球。

● 准妈妈双腿分开稍大一些，坐在准爸爸的双侧大腿上。如果觉得有点难度，准爸爸可以用胳膊在准妈妈腋下稍微支撑一下。

● 准爸爸的大腿就好比是"滑梯"：你现在向下伸展尾骨，直到骨盆活动

→ **动作要领**

练习时，上背部请保持竖直。胸椎向上伸展，肩部和颈部保持放松和打开。

→ **作用效果**

此练习可以作为分娩前开宫口阶段的辅助练习。给妈妈以力量，可以向下推动宝宝。

→ **温馨提示**

和爱人保持交流：他的手的力度是否适当，是大是小，哪样更舒适。

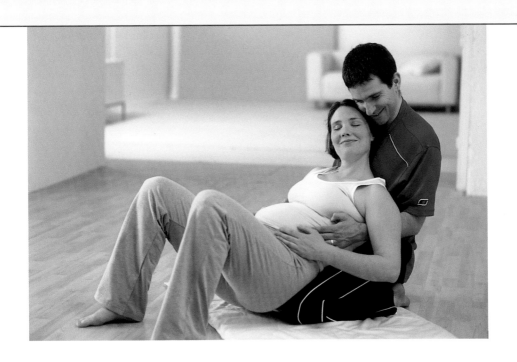

备选方案：准妈妈自己跪坐在脚后跟上，并倚靠在一个健身球上完成动作。

→经验分享

凡是在产前就按照"阙提妮卡盆底肌群训练课程"锻炼的妈妈，在分娩时都能很快进入状态，在稳定性、力量和生命力方面都表现突出，而且她们体态更挺拔，骨盆更有力、更配合，整个身体的配合度也更高。我也终于找到一个好帮手（工具），因此推荐给孕妈和产妇。有了这套练习，我的工作也不再那么令人头痛了。

芭芭拉，来自埃森

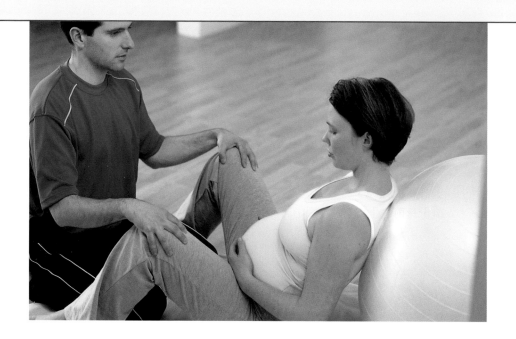

● 准妈妈坐在地板上。后背保持绷直，舒适地靠在一个健身球上（或床边）。双腿分开大一些，微屈膝。

● 准爸爸跪在准妈妈双腿之间。双手抓住准妈妈双腿膝盖上方的位置，轻柔地拉准妈妈的大腿，并轻轻地将准妈妈大腿的肌肉向外转。

● 准妈妈内收双侧坐骨，并将坐骨向膝盖的方向推，然后放松。重复6次。

● 将大腿的运动与呼吸结合：吸气时，盆底完全放松，同时请将坐骨从骨盆底向前和向后做秋千式运动。

→**动作要领**

背部不要沉入健身球中，而是轻轻地，保持绷直地靠在球上。

→**作用效果**

此练习可以提高骨盆和盆底肌的活动性和柔韧性，为分娩之前开宫口的阶段做准备。

→**温馨提示**

准爸爸和准妈妈在练习过程中一定要互相交流感受：哪样舒服，哪样不舒服。告诉准爸爸，是希望他更用力些，还是劲儿小点。等到分娩时，恐怕就没有这个精力去交流和调整了。

在最好的一侧

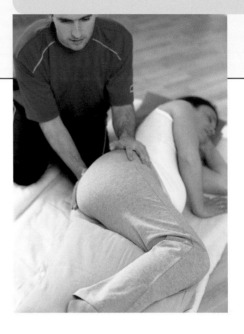

- 准妈妈侧卧，头枕在靠垫上。双腿微曲置于身前。在腰部以下和双腿之间也可以垫一个靠垫。

- 肩部和髋部尽可能地在垂直平面上平行。如果感到吃力的话，可以将上臂放于身前，下方垫一个靠垫。

→动作要领

注意在此侧卧姿势，骨盆不要倾斜，否则胎儿将受到挤压，准妈妈自己也会受到挤压，呼吸不畅。动作的方向是垂直方向的，骨盆像钟摆一样摆动。

→作用效果

此练习可以放松身体和精神，并赋予它们柔韧性。

→温馨提示

这个姿势动作，在本书前面的练习中，准妈妈曾遇到多次。这次是由准爸爸帮助一起完成。要给准爸爸明确的反馈，他做的是否对，力度是否适合，你希望准爸爸怎样支持和配合你。记住，在生产过程中，准妈妈是主角，一切都得听你的。

- 准爸爸跪在准妈妈身后，或盘腿坐在后方，同时保持身体绷直。

- 准爸爸将一只手放在准妈妈的髋部上，并微微用力支持着准妈妈绷直背部。准爸爸的另一只手放于准妈妈的尾骨部位。手指指向准妈妈脚跟方向。

- 准妈妈现在将两侧坐骨向后向上收，然后再向前向上滑。与此同时，准爸爸配合着用手支持准妈妈，帮她把这个动作加强。准妈妈一定要在这时明确地告知准爸爸：他的力道如何，方向和深度是否正确。

- 然后准爸爸放手，准妈妈再次将坐骨用力向下向后收，然后再向下向前。准妈妈可以随自己喜欢重复多次，至少重复 5 次。

月子和产后恢复

　　恭喜你！你的宝宝降生了！此刻你完成了人生中的最高成就。现在你应该会感觉筋疲力尽，就像在没有携带供氧设备的情况下登上了喜马拉雅山一样。你的身心都需要彻底的恢复。这时有肌肉酸痛的现象是很正常的。这套专为月子期间制定的温和练习可以帮助你将体内器官尽快恢复至产前的状态。

月子——妊娠后约六周

你的身体用了九个月的时间为分娩做准备。现在它必须在瞬间就恢复到正常状态。你必须支持自身机体的再生与重组，让自己好好休息，这样才能承担更艰巨的任务。

怀孕就像是一场马拉松，而产后的身体恢复期则是一个超级快的阶段。此时激素总量会急剧下降，子宫必须在此期间恢复原来的状态。这期间结缔组织中的水分含量也在减少。肌肉、肌腱也不再那么柔软。胸部也会明显地再次变大。你最需要的是时间和休息。

宠爱自己的时期

没错，你的宝宝是第一核心人物，但是你也是非常非常重要的！刚刚经历了生孩子这一重大事件，身体也严重透支。请把坐月子视为必要的恢复阶段和一个新的开始。在此期间，一定要珍爱自己。有很多按摩治疗专家提供上门服务（助产士可以提供更多信息）。在哺乳的间歇进行小幅度散步对身体和精神都有好处。在哺乳期，你的肌肉紧张程度会降低，但是还是

要注意舒展与拉伸：头向上伸展，耻骨和尾骨向下拉伸。一旦骨盆肌肉能够恢复一些，能配合散步活动，那就更好了。总之，不要勉强自己去刻意用力锻炼，身体本身能够做到的就好。

正确的时机

一旦腹部和骨盆底有知觉了，就可以开始这项简单的月子练习了。但

ⓘ 小知识

如果从现在开始做这四项具有治疗性的练习，你的恢复进程将会大大加快，紧张的状态也将会有所缓解，同时会获得更多力量，得到休息。如果在分娩时会阴撕裂或者做了侧切，这项练习对缓解伤口的疼痛也很有效果。

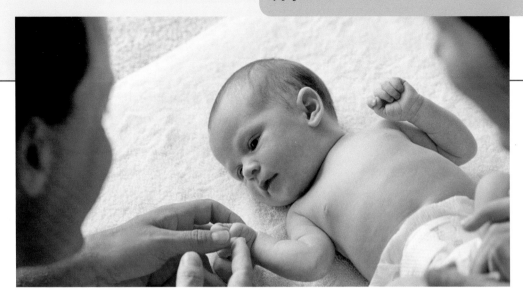

不是所有的宝宝都喜欢爸爸妈妈的无限宠溺。

切记，一定要温和、轻柔。这套练习在每个产妇身上都有不同的效果。有的可能在分娩的第二天就可以恢复肌肉的力量，而有的可能需要等到产后两至三周。你自己感到适合的练习强度，就是正确的练习——不要有任何压力。在这期间要和助产士保持密切联系，当有不确定的时候也可以咨询她。

不要弯腰

尽量保持脊柱端正舒展，特别是在喂奶时。首先挺拔的体态有助于预防产后抑郁。因为比起弯腰驼背，身体在挺直的状态下会产生更多使人产生幸福感的内啡肽！其次挺拔的体态也会防止疲劳，并能促进与宝宝之间的交流。宝宝能更轻松地含住乳头。此外乳汁还能顺畅地流出。驼背可能会导致乳汁滞积。最后一点，哺乳时如果能够保持上半身的挺拔舒展，能够预防胸肌松弛无力。挺直的体态和正确抱孩子的姿势会使宝宝更有安全感。

骨盆底肌也很重要

在包裹和抱宝宝的时候也要注意姿势。只要能感觉到骨盆底肌，就要让骨盆肌肉活跃起来。由于激素在哺乳期还是处于非正常状态，肌肉还是会比较松弛，所以需要支持。

日常提示

月子期间把家务活儿交给其他人吧！在生第一胎的时候，爸爸可以承担大部分家务。如果有了好几个宝宝，还可以求助于母亲、姨母、姐妹或女性朋友。或者也可以聘请一位专业服务人员。尤其是涉及健康问题时，这十分重要。

亲爱的亲友

只接见那些不会使产妇太激动的至亲与挚友。在月子期间，最常出现的难题就是令人焦躁的乳汁淤积，而它尤其常发生在大量热情的探视之后。所以请合理安排这些探视和拜访。

请那些家里有小孩子的（尤其是学龄前的）亲友不要带着孩子来探视。因为这样感染儿童疾病的危险很大。此外，这些小孩子往往不安静，这对刚刚生产的妈妈和新生宝宝都十分不好。

应尽量减少接听电话的次数，对那些电话问候的朋友们来说，答录机是个好东西。

月子练习 —— 动作要领

→频率

在产后，如果对这套温和的练习有兴趣，就代表着你的身体已经做好准备了。还不确定是否可以开始练习？好吧，那么，可以根据以下准则：从坐月子的第五天起，每周做 3~5 次。想要更多练习的妈妈，可以每周增加 2 次基础练习。

→时长

以下四项练习总共持续 10~20 分钟，具体时长视速度及重复动作的数量而定。不要着急，按自己的节奏慢慢来。

→除此之外

现在开始，可以小心地重新开始日常生活。最好每天都能悠闲地散步 30 分钟。如果没有做侧切术，还可以稍微骑骑自行车。

哺乳

现在宝宝开始吃奶了，初乳可以为宝宝提供最佳的营养。通常所说的初乳包含了蛋白质、脂肪、碳水化合物以及大量的抗体。同时宝宝的吸吮会导致母体血管内催产素的释放，减轻妈妈们产后的疼痛。产后立即哺乳有助于排出恶露。如果产妇哺乳顺利，产后的问题就会少一些。

哺乳是一项耗费体力的全职工作——哺乳的时间视宝宝喝奶的频率而定，每天在 6 ～ 8 小时。同时哺乳所要求的卡路里供给量很大，其相当于一位竞技运动员所消耗的能量：至少为 3000 卡路里。

请在哺乳期间不要使用香水或者含香料的护肤品。因为这些陌生的气味会盖过你自身皮肤的气味，而对宝宝来说妈妈身上的味道才是最美妙的。

! 小提示

适当的拨动和按摩腹部皮肤是有好处的。可以在肚皮上涂抹护理霜，然后轻轻按摩腹壁。手指来来回回地滚动。滚动产生的刺激也会帮助产妇更好地恢复。请为自己制订一个计划：做 20 分钟的身体按摩，然后做 20 分钟的月子练习。

能量的循环流动

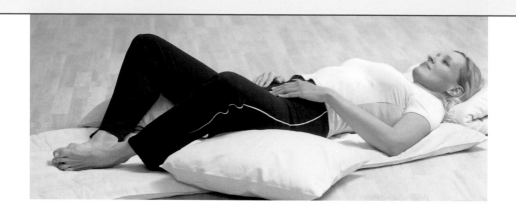

- 仰卧，骨盆放正，伸展脊柱。在头下方垫一个小靠枕，下巴与颈部形成一个直角。

- 双脚脚掌相对，并拢。如果这个姿势使腿部不舒服，可以在膝盖和大腿下方垫一个靠枕。双手自然地放在腹部。两肘向两侧相互远离并且向下伸展，以便于肩膀能够更舒服地放平。

- 吸气，同时两侧坐骨向内收并向脚跟的方向伸展。感觉空气通过脊柱流向头顶后呼出。重复 10 次。

- 加强练习：吸气，同时压紧双脚脚后跟，大脚趾聚拢。这组动作基本上就已经自动激活骨盆。

骨盆底肌发力并紧绷，提高至骶骨位置。然后呼气，放松。重复 10 次。

- 轻柔地将骨盆做 8 字形画圈运动。重复 20 次。

> →**动作要领**
>
> 　　大腿不能悬空晃动，而是始终保持在原始位置。在放松阶段可以将大腿向下方沉一点。
>
> →**作用效果**
>
> 　　重新恢复骨盆的力量：将骨盆肌肉与臀部、背部及腹部相联结。这项练习可以对产妇的内脏器官——子宫、膀胱以及肠道产生按摩的效果。
>
> →**温馨提示**
>
> 　　产后，可以在白天卧床时就做这项运动。它可以调理消化并促进产后子宫的恢复。

坚实的柔韧性

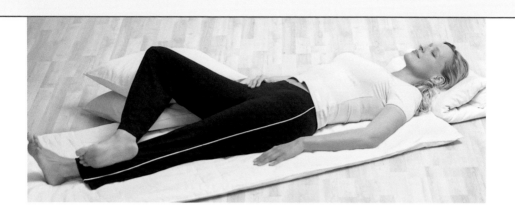

● 像"能量的循环流动"（见 132 页）的动作开始一样，仰卧，骨盆放正，伸展脊柱。左腿伸展，左脚勾脚面。右脚放在左小腿上。右膝向身体外侧拉伸，并轻轻向侧面下沉。

● 如果感觉虚弱无力，可以在右膝盖下方垫一个小靠枕。用右手有意识地将右侧大腿向外旋，但是不改变腿姿势。

● 运用骨盆呼吸方法，打开髋部并放松：由坐骨吸气，并使坐骨发力，呼气时放松。重复 10 次。

● 骨盆做 8 字形画圈运动：左侧坐骨向后向下伸展，然后再拉伸右侧，再拉伸左侧……重复 10 次。

● 双腿交换位置，同样地每一个动作重复 10 次。

→动作要领

　　这个动作幅度很小，并且需要专注。

→作用效果

　　拉伸髋部肌肉，稳固骨盆底肌，锻炼大腿肌群。强化骨盆底各肌层的力量。按摩内脏器官。

→温馨提示

　　不要对自己要求太高。如果未能达到练习描述中所规定的练习数量，也没关系。这项练习一天只需要做 2 次：早上 1 次，晚上睡前 1 次。

拥抱的力量

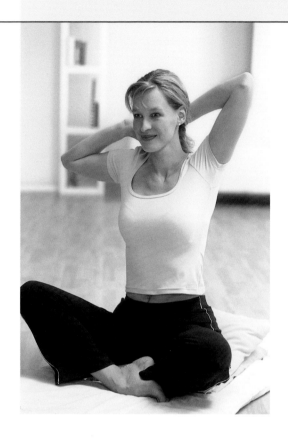

- 端坐在冥想垫上（或坐在凳子上或者床沿），身体挺直。
- 两侧坐骨对齐，坐实地面，骨盆发力。头向上拉伸，耻骨和尾骨轻柔地向下拉伸。
- 双手交叉，双臂放到头上方。肩膀向外向下拉伸。右肘向右侧拉伸，直到右上臂正好水平，而左上臂能够垂直于地面。双臂在头后方恰好形成一个三角形。

- 将两肘向各自两侧拉伸，右肘向右拉伸，左肘向上拉伸，直到感到有力的、舒适的拉伸感。
- 肩胛骨向下拉伸，胸椎骨向上伸展。
- 保持拉伸的动作，并持续3次呼吸的时长，然后换另一侧：直接将左肘向左侧水平方向拉伸，右臂向上拉伸。

→**动作要领**

做这个动作时头不要往前伸。头顶和尾骨的这条轴线必须一直保持垂直。两侧坐骨对齐摆正，挺直脊柱，这样这个动作就能够很轻松地完成。

→**作用效果**

拉伸整个肩膀和胸部的肌肉，强健手臂肌肉，使肩膀得到放松。

→**温馨提示**

这项训练可以在喂奶前或喂奶后进行短暂的练习，这样可以预防由于喂奶时出现的错误姿势引起的损伤。

喂奶的姿势

● 坐在冥想垫上（或凳子上，或者床边），伸展背部并绷直：耻骨和尾骨慢慢下沉，头顶向相反方向向上伸展。两侧坐骨内收，这样可以使骨盆发力。骶骨向上拉伸，同时腹部肚脐向胸骨方向上提。

→**动作要领**

如果在这个姿势下很难放松肩膀的话，你也可以在仰卧的姿势下做这个练习。

→**作用效果**

这套练习可以缓解胳膊给肩膀带来的压力，使胸腔全部舒展并拉伸。同时也可以训练胸肌。这是一项可以在喂奶前后都能做的绝妙的体态练习。

→**温馨提示**

如果在上举双臂时，感觉肩部也跟着上升，并且紧绷，说明这个动作一开始就用力过度了。不要对自己过分苛求，可以先从每组动作重复 3 次开始。

● 曲双臂抬至肩膀高度，大拇指向下，掌心向前，手掌垂直于地面。肩部放松。

● 动作如下：双肘分别向两边拉伸，再放松，然后再次拉伸，再放松……不要用力。同时骨盆要随之配合发力。共重复 20 次。

● 右侧肘部向左侧拉伸时，左半侧坐骨绷紧。再拉伸左侧肘部时，右半侧坐骨绷紧。每一侧各重复 10 次。

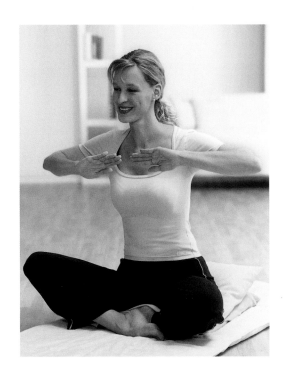

产后恢复练习——最早在产后七周之后

现在要开始恢复到最好的身材：重新发现自己的美。如果在怀孕期间持续坚持练习，你可以很快地恢复苗条的身材，这套练习也可以塑造和保持美丽的形体。同时，通过练习，骨盆恢复了柔韧性，也能使你再次充满激情，和爱侣享受性爱。

哺乳时分泌的激素会对皮肤和肌肉的紧致度产生影响，所以它们都是光滑细腻的。坚持规律性的锻炼可以预防乳房韧带失去弹性和乳房表面产生妊娠纹。甚至由哺乳激素导致的阴道干涩的状况，也能通过这套骨盆肌训练得到缓解和预防。同样，会阴处的伤口也会愈合得更快。

小付出，大收获

在所有的哺乳动物中，人类的宝宝出生时，是最不成熟的。基本上，所有的宝宝在出生头一年，都不能自己走路，要被妈妈抱着。这对妈妈来说，是一项艰巨的任务。

保持端正的体态和对深层肌肉的强化练习可以防止由于为了付出母爱给自己的身体造成的伤害。同时，在宝宝断奶之后，你也会通过这套练习收获活力以及优美的体态。

抱孩子的艺术

产后恢复训练虽然可以预防骨盆倾斜，但是在抱孩子的时候还是应该体态端正。无论是使用育儿背巾或宝宝背带，还是用双臂直接抱宝宝，都要注意把宝宝抱在你身前。

i 信息提示

产后保健练习十分重要。节省这一环节，可是对自己没有任何好处的。不重视锻炼，骨盆会变得松弛，同时会产生一系列的后遗症或不适，如失禁、尿频、痔疮、器官下沉以及腰背疼痛。通常情况下，通过锻炼，骨盆能在产后一年左右恢复到紧实有力的状态。哺乳期越长，骨盆肌肉恢复到有力状态所需的时间就越长。

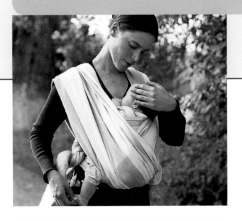

> 请你使用正确的方法抱孩子：使用育儿背巾或是用手和胳膊在身体前方托住宝宝。

如果想侧着把宝宝放在你的髋部上抱着，那必须两侧交替轮流来，一定要避免一直在某一侧抱着宝宝。尽可能把宝宝的腹部贴近你的身体，这样就可以更好地托住孩子的背部。反过来，如果让宝宝的背部向着你，对他小小的娇弱的脊柱来说，是很危险的。

建立联系

"阚提妮卡骨盆肌群训练课程"可以加快恢复进度，加强产后恢复的效果。这套训练可以帮助下降的腹腔器官归位，强健泌尿系统和膀胱，并且可以预防便秘和痔疮。如果你做了剖腹产手术，在腹部和盆腔之间的重要神经联系会被切断。这可能会导致长期的盆腔不适或后遗症。训练良好的骨盆底肌和各肌群之间理想的联结可以促进血液循环，加速恢复和加强恢复的效果。除此之外，通过练习，还降低了粘连与留疤的概率。这套"阚提妮卡锻炼法"可以活动全身各部位，使你每次都能从头到脚得到练习。因此这套训练会使你的皮肤变得紧致有弹性，让你变得美丽苗条。

你要务必安排好，预留出必要的时间，为了自己的安康，进行锻炼、身体按摩以及呼吸冥想。也要和其他的妈妈多联系，倾诉可以缓解不安。同时你们还可以交流经验，相互帮忙照顾孩子。

爱的语言

宝宝喜欢听到妈妈的声音。要多跟宝宝说话，告诉宝宝你现在正在做什么，你们将要做什么以及等待他的将是多么美妙的生活。告诉宝宝心情的变化，你对他的爱与关心。告诉他，你有什么新鲜事发生，也可以向他倾诉你的害怕与不安。注意讲述时要用"我"：我，你的妈妈；你，我亲爱的宝宝。孩子会明白的。

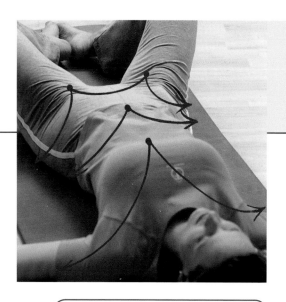

通过有针对性的呼吸冥想法，可以帮助产妇的腹腔器官复位。

呼吸冥想

这项呼吸练习需要在仰卧姿势时做：晚上入睡前或者在夜里照顾完宝宝睡不着的情况下，可以练习。也可以在哺乳之后，当宝宝在你胸前熟睡的时候做。抑或在你早上刚醒来后，爸爸照看宝宝并且给你煎草药茶时，也可以做。

● 第一步

仰卧，双腿弯曲，双脚和双膝向两侧张开。骨盆放正，背部绷直伸展，肩膀放松。

● 第二步

通过骨盆吸气。气息沿着脊椎向上，脊椎一节节舒展，在到达头顶处

时呼气。重复 10 次。

● 第三步

再次吸气，坐骨内收。在呼气的同时让骨盆做秋千状缓缓向下沉至底部。重复 10 次。

● 第四步

由肚脐吸气，在呼气的同时使肋骨缓慢轻柔地打开并下沉至底部。重复 10 次。

● 第五步

由胸部中心点吸气。在呼气的同时肩膀缓缓轻柔地下沉到底部。同样重复 10 次。

如何保持激情？

宝宝饿了，宝宝又该换尿布了，宝宝又哭闹了，宝宝不睡觉……虽然宝宝非常可爱，但也成了全家人生活的焦点。我们需要不分昼夜地照顾宝宝。不断出现的各种琐事给夫妻关系带来了巨大的考验，并且将持续多年地改变着伴侣的关系。由于妈妈和

宝宝持续的身体接触以及哺乳期的激素水平下降，导致了女性性欲的降低。而且女性往往还会害怕性生活时会产生会阴的疼痛。这段时间女性会变得很敏感：我的身体还像以前那么美丽动人吗？她们常常会感到疲惫不堪……这都是很正常的现象。请慢慢地开始恢复性生活。伴侣的爱抚、安慰、呵护以及理解是你重新找回令人满意的性生活的根本前提。

快速塑形

坚持进行两周左右的恢复练习后（产后 10 周左右），你的肌肉就已经有足够的力量开始慢慢进行加强性锻炼了。下面的练习适用于那些早在孕前或在孕期就每天进行锻炼的人群，现在可以重新开始做以下锻炼：走步、游泳以及慢跑。以下关于心率的数据

> **！ 小贴士**
>
> 如果阴道干涩，会阴紧绷，市面上有很多润滑剂产品可供选择。可以向助产士进行咨询。

以分钟为单位。

走步

散步给人带来愉悦感，并且它是一项在哪里都可以做的运动。在散步时要记得用鼻子呼吸（嘴巴是闭紧的），或者随身携带一个心率仪。

● 第一周

第一天：保持心率为 110~120 次，走步 20 分钟。

第二天：20 分钟的产后恢复练习。

第三天：保持心率为 130 次，走步 30 分钟。

第四天：休息。

第五天：保持心率为 130 次，走步 40 分钟。

第六天：50 分钟的产后恢复练习和基础训练。

第七天：保持心率 135 次，走步 45 分钟（轻微加速）。

● 第二周和第三周

第一天：保持心率 140 次，走步 45 分钟（加快速度）。

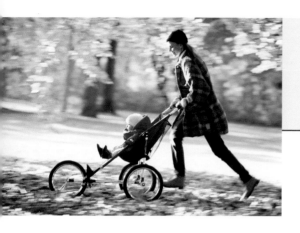

在产后恢复期间，请你坚持进行温和的有氧运动。

第二天：50 分钟的产后恢复练习和基础训练。

第三天：保持心率 120 次，走步60 分钟。

第四天：休息。

第五天：保持心率 130 次，走步45 分钟。

第六天：50 分钟的产后恢复练习和基础训练。

第七天：保持心率 135 次，走步60 分钟 (轻微加速，保证你同时还可以得到消遣)。

游泳

对于常游泳的人来说，没有比游泳更美好的事了。这项运动能够燃烧卡路里，对全身肌肉进行完美塑形。请你在游泳时也佩戴心率仪。并且在哺乳之后再进行这项运动，因为在涨奶的时候游泳很难受。在乳头上涂抹凡士林能够防止感染。

● 第一周

第一天：20 分钟，保持心率 110 ～120 次。

第二天：20 分钟的产后恢复练习。

第三天：30 分钟，保持心率 120 次。

第四天：休息。

第五天：40 分钟，保持心率 130 次。

第六天：50 分钟的产后恢复练习和基础训练。

第七天：间歇游 40 分钟：先游 20分钟，保持心率 120 次，再加速游 10分钟，心率加速至最快 150 次，然后再慢速游 10 分钟。

● 第二周和第三周

第一天：保持心率约 130 次，游45 分钟（间歇游泳：游泳期间加速游一会儿，减速游一会儿）。

第二天：50 分钟的恢复训练和基础训练。

第三天：心率 120 次时游 60 分钟。

第四天：休息。

第五天：心率 110 次至最快 140 次

时间歇游 45 分钟。

第六天：50 分钟的产后恢复练习和基础训练。

第七天：心率 145 ～ 150 次时间歇游 40 分钟，慢速游 10 分钟，再快速游 5 分钟。

慢跑

慢跑时，你会感到身心愉悦。慢跑时不要抱有好胜的心态，大可放心地让别人超过你。跑步时要记得用鼻子呼吸，并且随身携带一个心率仪。

● 第一周

第一天：保持心率 135 次，慢跑 20 分钟。

第二天：20 分钟的产后恢复练习。

第三天：保持心率 140 次，慢跑 30 分钟。

第四天：休息。

第五天：保持心率 135 次，慢跑 40 分钟。

第六天：50 分钟的产后恢复练习和基础训练。

第七天：保持心率 145 次，跑步

45 分钟（轻微加速）。

● 第二周和第三周

第一天：保持心率为 130 次，进行间歇跑 20 分钟，加速跑 5 分钟直至心率达到 145 次，速度放慢跑 10 分钟，再加速跑 5 分钟。

第二天：50 分钟的产后恢复练习和基础训练。

第三天：保持心率为 130 次至最快 140 次，慢跑 60 分钟。

第四天：休息。

第五天：保持心率为 140 次，慢跑 45 分钟。

第六天：50 分钟的产后恢复练习和基础训练。

第七天：间歇跑：保持心率为 120 次，跑 20 分钟，然后加速跑 5 分钟，直至心率达到 145 次。每 5 分钟变速一次，慢——快——慢，然后加速 5 分钟至心率为 145 ～ 150 次。

腰部保护

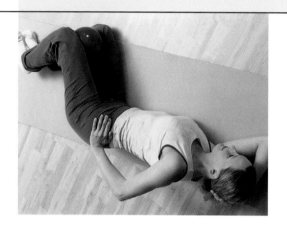

• 侧卧，在腰部下方垫一个靠枕或微微吹起的气球，两腿在身前弯曲，同时大小腿呈直角。

• 两侧肩膀向外向下沉。头用力向上伸展拉长颈部，耻骨和尾骨向相反方向延伸，两侧髋骨和肩关节上下在垂直方向上位于一条直线。尽可能地舒展开，你会感受到沉重的肩膀得到了很好的放松。如果需要，还可以在头下另垫一个小枕头。

• 坐骨向后上方伸展，骨盆底肌充分发力：耻骨和尾骨尽力向下舒展，直到后背挺直绷紧。然后坐骨再次向后上方伸展，然后再向下伸展，重复10次。

→动作要领

在分娩之前你曾用侧卧位的姿势练习过一组骨盆秋千的练习动作；现在这组动作与之前有别，主要注意骨盆的端正以及背肌和腹肌的拉伸。

→作用效果

这套练习可以帮助摆正骨盆，拉伸加强下背部，紧实腹部肌肉。

→温馨提示

如果不太确定动作是否正确，可以背靠着墙壁来完成这个练习。在腰骶部垫一块叠起来的毛巾可以避免这个部位被压平。头部不要碰到墙壁。

背部拉伸

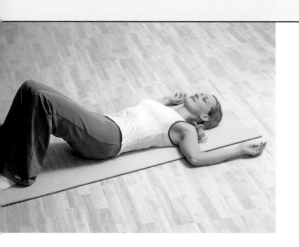

陷，使下背悬空不受力。抬起坐骨，一点一点向上，直到第三至第四节脊椎骨脱离地面抬起，有节奏地活动骨盆底部，重复 10 次。

● 轻轻地躺回到地面上，然后放松身体。

● 在基础练习中，有一个动作叫"吊桥"。它对身体恢复十分有效，并且能够快速并持久地使骨盆、背部以及腹部三处的肌肉联结起来。

● 仰卧，双臂打开抬至与肩膀同高，在身体两旁呈 U 字形弯曲。

● 屈膝，两腿双脚分开与髋部同宽，双脚呈小 V 字形，两脚跟并拢，脚尖打开。这使得大腿的肌肉组织自动地就向外旋。

● 如果两腿膝盖总是向外或向内晃动不稳，可以在两膝之间放一个小气球，这样两腿就能尽量保持稳定了。

● 两侧坐骨尽力向下沉，然后内收，再向膝盖窝的方向伸展。肚脐下

→动作要领

做动作的时候，腹部中央凹陷下去，而且是放松的。

→作用效果

使髋部、大腿和下背的肌肉与盆底肌层网状化，有效缓解骨盆前倾情况。

→温馨提示

此套动作既有伸展，同时也加强了力量。

腹部塑形

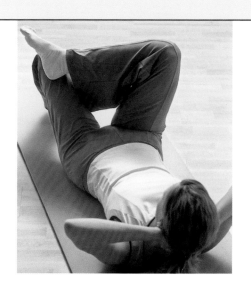

- 仰卧，双腿弯曲并架起，耻骨和尾骨向脚后跟的方向伸展，右腿膝盖大弧度向胸部靠拢，右脚搭在左腿膝盖上，勾脚面。

- 骨盆底部发力，"悬空"于尾骨

之上，右腿大腿有意识地外旋。双手交叉放到头后，头部微微抬高，与身体呈一定的弧度。

- 两侧肘部向身体两旁打开，大小臂形成一个未闭合的三角形。胸骨下沉，这样颈部脊椎就轻微地弯曲并且被拉伸。颈部保持放松。

- 肚脐轻轻向胸骨方向上提，保持住，并充分调动骨盆底部发力。然后将头向骨盆底部方向伸展，这个动作其实最多移动2厘米，但是强度很大。开始时，先重复10次，然后逐渐增加到40次。以下是升级版：将左脚慢慢地从地面上抬起并保持骨盆不动，从头顶发力，向骨盆底部的方向伸展。

→ 动作要领

腹部表面保持放松，以此来均匀地恢复皮肤表层和结缔组织。所有内部的腹部肌群都会连接成网状共同工作，特别是对腹直肌分离的恢复很重要。只有外层肌层维持放松的状态，肌肉之间的缝隙才能缩小直到复原。

→ 作用效果

使骨盆底部、臀部和腹部的深层肌肉组织网状化，肌肉恢复得更有力，稳定且有型。

→ 温馨提示

开始发力之前，观察腹部是否平坦。如果是，体位正确，如果有褶皱，就要重新开始准备姿势。如果上腹部形成一个圆鼓鼓的硬球，那就错了，需要先放松下来。

打开骨盆

● 如在"腹部塑形"（见 144 页）动作中一样，仰卧，背部伸直绷紧。

● 左腿膝盖弯曲，向胸部方向拉伸，大腿外旋，左脚放到右腿膝盖上方大腿处。继续外旋左腿大腿部分，这个动作可以缓解髋关节所承受的压力。

● 骨盆保持平稳，用骨盆底肌的力量保持腿部尽量外旋并且微微用力，直到形成一个平面三角形。

● 现在向胸部大角度抬高右膝，从而产生对左髋有力的拉伸，保持骨盆平稳。

● 吸气，骨盆底肌发力收紧，呼气时放松并下沉伸展。膝盖继续向胸部拉伸，两侧坐骨反向向地面拉伸。保持 5 ~ 10 次呼吸的时间。

● 换另一侧：右脚放到左腿上，然后左膝向胸部方向拉伸。同样持续 5 ~ 10 次呼吸。

→动作要领

如果在开始做动作时，骨盆不能保持端正，向一边歪的话，可以双手握住髋关节并用力按向脚跟方向，帮助稳定骨盆。

→作用效果

通过练习可以摆正骨盆，稳定腰部和脊柱，减轻关节负担，拉伸髋部臀部的肌肉及腹股沟。

→温馨提示

当熟悉了基本动作之后，就可以在换另一侧动作之前，把这个动作练习直接连在前一页"腹部塑形"的动作之后做，然后再换另一条腿。这样既可以节省时间，又可以加深动作强度。

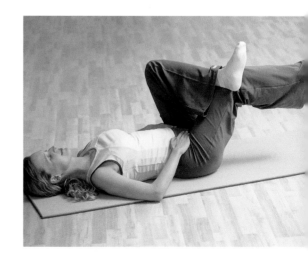

平坦小腹

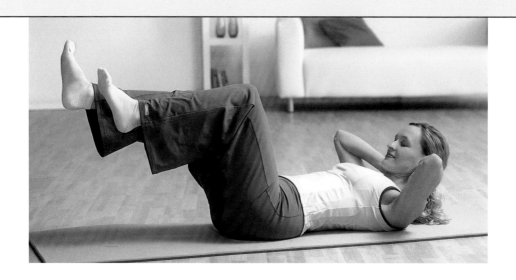

- 还是采取仰卧姿势：抬高双腿，大小腿呈直角角度弯曲。耻骨和尾骨向前伸展，头向相反方向伸展，直到身体好像悬空。双手像"腹部塑形"（见144页）动作中一样，十指交叉放在脑后并把头部环抱起来。

- 肚脐向胸骨方向轻轻地上提，使各部分肌肉共同协作发力。骨盆底肌充分发力将一只脚向前推出去，再用盆底肌的力量把脚收回来，想象着有一股无形的力量在与你对抗着。

- 刚开始练习的时候，动作幅度小一些，这样你可以感受到盆底肌的力量在控制双腿。到熟练掌握之后便可以加大幅度。一开始只重复6次，然后逐渐增加到20次。

- 另一方案：如果一开始觉得环抱头部离地有难度，也可以不抬起头部，完成上述练习。

→动作要领

动作过程中，耻骨不要抬高！骨盆放松且保持稳定。腹部表面是放松的，皮肤舒展无褶皱。

→作用效果

使盆底肌与腿部、腹部、臀部和背部四处的肌肉连接网状化。塑造平坦的腹部。

→温馨提示

这个动作可能一开始会很累，在保持腹部表面平整的情况下，能重复做几次就做几次。

腿部塑形

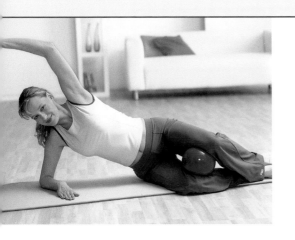

→ **动作要领**

在动作过程中，骨盆底绝不要动作过快。这个动作需要集中精神有意识地去完成——随着练习次数的增多，熟练以后，自然会成为一个自如的动作，在日常生活中随时可以运用，比如在走路的时候。

→ **作用效果**

增强骨盆力量。连接大腿、髋部、盆底、腹部各处的肌肉。可以帮助减掉大腿根上的赘肉。

→ **温馨提示**

也可以靠着墙完成这个训练动作，以此感受到骨盆或肩膀的位置是否有偏离。

● 采取侧卧姿势，双腿在身前微曲，大腿与小腿形成直角，在两膝之间放一个小软球，上身舒展，用小臂支撑上半身。髋关节和肩膀在垂直方向上保持平行。两侧坐骨向下方伸展，尽可能让骨盆伸展打开。腰部连同整个腹部也得到伸展并使整个区域的肌肉层互相连接。另一只手在头上方伸展，外翻。肩膀的位置保持不变，头部向支撑手臂所在的一边倾斜。

● 骨盆底部发力，将在上方的膝盖轻轻地向前推：这会减轻髋关节的压力并且使骨盆稳定。现在把在上方的腿抬起，不要改变骨盆的位置。勾脚面，脚后跟比脚尖离地更近。

● 以盆底为轴，上方的腿做螺旋式绕环运动：充分活动盆底肌群发力，然后放松，再发力，再放松。这种变换能够调动起腿部所有的肌肉，使力量从腿传递至脚趾再流动回到盆底。开始的时候可以只重复做 10 次，逐渐增加到 40 次；然后换另一边做。

"全力以赴"

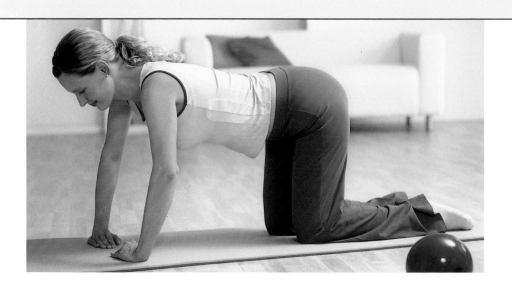

● 跪在一块柔软的垫子上。双手位于肩膀正下方，膝盖位于髋关节正下方。

● 两手手指相对，手掌呈轻微拱形。两臂肘部向外，微微弯曲，肚脐轻轻地向胸骨方向上提。

● 伸展背部：耻骨和尾部向后，头顶向前，直到脊柱充分舒展。肋骨放松，胸骨轻轻抬高。

● 现在两侧坐骨像眨眼睛一样进行收放：以较慢的节奏，收紧、放松、收紧、放松……骨盆保持端正并不晃动。运动只在骨盆底部发生，背部不要动！重复20～100次。

→动作要领

脊柱伸展绷直，但是骨盆不要倾斜。骨盆一旦倾斜，脊柱就不能保持伸展绷直。头部与脊柱保持在同一水平线上。

→作用效果

这个动作的练习有助于连接骨盆、背部以及肩膀的各肌群，增强手臂的力量。

→温馨提示

在前面的练习中，有一个"虎式伸展"（见94～95页）动作。在产后恢复期这个训练尤为重要，因为它可以锻炼腹部，并且有助于表层腹肌的连接闭合修复。

虎式弓背

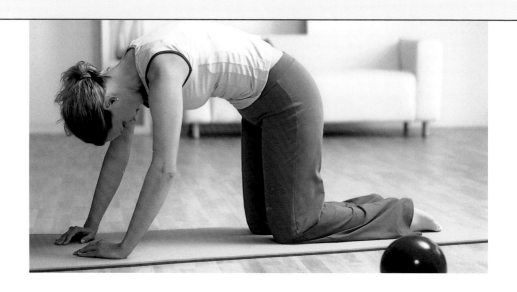

● 接"全力以赴"（见 148 页）的动作，作为开始的体位：将后背伸展得像桌面一样平，同时尾骨向后下方，头顶向前下方伸展。

● 胸骨抬高，脊柱拱起呈拱形。然后再次伸直；同时尾骨向后下方，头顶向前下方伸展，然后再次弓背……

● 动作变化在脊柱两端，想象着自己就像一个拱桥或是一条细嫩的柳枝一样伸展：当两端被拉长的时候，拱形的长度不会缩短，而是变平直变长。

● 训练初期可以重复 3 次，然后增加到 10 次。

→动作要领

练习时要以灵活轻快的节奏进行，比如 1234 拱起，2234 就伸展。要是速度太慢，脊椎骨一节一节堆叠的话，就会使肌肉变短同时夹紧椎间盘纤维环，那么动作就不对了。

→作用效果

通过练习，增强躯干的柔韧性，给背部减压放松。

→温馨提示

这个训练使背部所有肌肉网状化，并且使你尽快恢复正确良好的体态。

俯卧撑

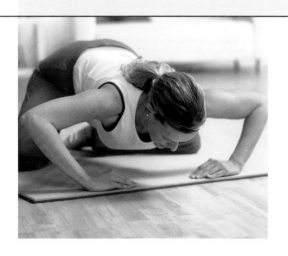

→**动作要领**

　　骨盆端正，不能倾斜！

→**作用效果**

　　通过练习，协调全身肌群，从头到脚。加强骨盆和背部的力量，塑造更好的体态。

→**温馨提示**

　　质量胜于数量：宁可一开始时只做两个但是质量高的俯卧撑，也比马马虎虎地做 10 个俯卧撑好。

● 还是以"全力以赴"（见 148 页）的动作作为开始的体位：将双膝尽可能分开到最大。髋关节与膝盖位于同一水平线上，两脚间距比膝盖间距近。

● 双手分开大一些距离，放于身体两边，手指相对，手掌微微拱起，不贴地。两侧肘关节向两边尽力分开，直到感觉肩膀舒展，打开为止。

● 耻骨和尾骨向后伸展，头顶向前伸展，肋骨放松，胸骨轻轻上抬，感觉仿佛能触碰到脊柱。然后肚脐轻轻向胸骨方向上提：这样就使得腹部肌群连接为整体。

● 通过右侧坐骨吸气，并由左侧肩部呼气。然后再吸气时收左侧坐骨，呼气时向外向下伸展右侧肩膀。共重复 10 次。

● 两侧坐骨内收，骨盆底部重复发力。在这个体位的基础上，用力推动上半身，俯下上半身，直到鼻子快要贴到地面，然后抬高 2 厘米，再下压，再抬高……动作幅度要小，但是强度要大，重复 10 次。

蛙式伸展

● 跪坐在地上，臀部坐在脚后跟上，耻骨和尾骨向后伸展，头顶向前伸展。双手在垫子上向前"行走"并放松。

● 肩部打开，颈部继续向前伸展，低头向下，全身放松：手臂、肩膀、脖子、背部以及骨盆底部。有意识、有节律地深呼吸。

● 吸气，骨盆底部发力紧绷，呼气时放松。在每一次呼与吸时髋关节都变得更加柔软，同时加深身体的放松程度。重复 10 次。

→动作要领

如果你在分娩时有会阴侧切，那在伤口愈合之后再做这个动作。

→作用效果

这个动作旨在更好地连接、伸展和放松下背部的肌肉。

→温馨提示

蛙式伸展对缓解骶骨疼痛和肩周紧张有很好的效果。

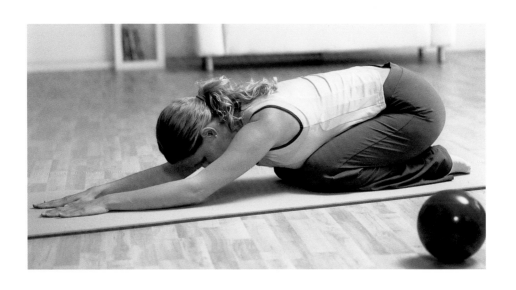

风中之竹

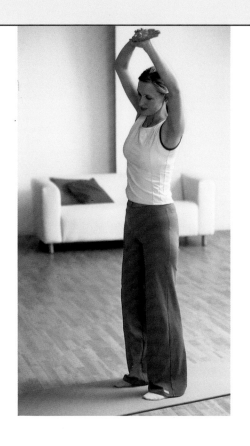

→ **动作要领**

在动作过程中，两侧的腰部和腹部都要感到有牵拉感并且无褶皱，一旦偏向的那一侧出现褶皱，那么骨盆位置肯定倾斜，不稳定了。

→ **作用效果**

连接全身从脚趾到手指尖的深层肌肉群，塑造纤细的腰身，帮助你摆脱腰部髋部的"救生圈"。

→ **温馨提示**

肩膀越放松，颈部拉伸得越长，这个动作就做得越到位。

● 站立，两腿分开，与髋同宽，膝盖放松。

● 两侧坐骨轻轻地内收，把身体的重量均匀分摊到两边的骨盆上。耻骨和坐骨向下伸展，头顶向上伸展。

● 由骨盆底部吸气，从头顶呼出。感觉随着呼吸身体逐渐拉长，变得越来越轻。从水平方向上，放松所有肌肉（比如胸腔）。重复 10 次。

● 左手抓住右手腕关节，双手高举过头顶，肩胛骨下沉。从头顶向右边弯曲身体呈一个弧度。左脚脚后跟不能离地，踩住地面来稳固骨盆，不倾斜。

● 保持这个动作不动，呼吸 3 次，然后还原到中间位置。

● 右手抓住左手腕关节，变换方向练习。

"站如松"

● 此练习可以直接由"风中之竹"（见 152 页）继续做：双脚稳稳地抓地，站直，双脚与髋同宽。膝关节放松。尾骨和耻骨向下伸展，头顶同时向上伸展。

● 双手交叉，双臂伸展举过头顶。双手手掌心朝向天花板，双肩向外向下沉肩。双肩外展的程度：如果宝宝能像小猴子一样舒适地坐在你的肩膀上，这个动作就是完全正确的。

● 骨盆保持端正，骨盆底部保持稳定和紧绷。调整脊柱，使其保持垂直方向伸展。

● 现在将双手向天花板方向上推，直到肩部和肩关节轻微上提。

● 肩胛骨下压，肩关节向后下方做半圆转动，重复 5 次。

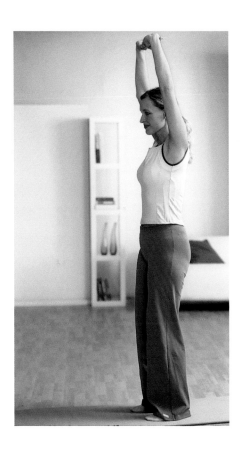

→动作要领

胸部和肋骨保持放松。活动主要集中在肩关节部位，骨盆保持稳定！

→作用效果

通过练习，有效连接各部分肌群，使体态更端正、优雅。

→温馨提示

将这项练习和"风中之竹"的练习融入日常生活中。两者都能在你给宝宝换过尿布之后，给宝宝喂奶之前，或者淋浴中完成。这样就能使你时刻提醒着自己注意正确的身姿：别忘了，妈妈状态越好，宝宝和你的家人的状态就越好。

背好，什么都好！

好的体态让孕期更轻松，还能在分娩过程中保护母亲和孩子，并且能让你在产后很快就恢复到最完美的体态。不仅如此，母亲还会把这遗传给孩子，为孩子创造最好的先天条件，让孩子一生都能有健康的身体。

从受精卵在母体内着床时起，脊柱就开始逐渐成为神经聚集的主要通道。真正形成脊柱开始于怀孕的第三周。从孕 43 天起，33 节脊柱就已经成形，并对幼嫩的脊髓和神经起到良好的保护。在此基础上，还有 9 节椎骨会在怀孕这九个月中生长出来，成为尾骨和骶骨，这是将来宝宝能够保持身体平衡的前提。24 节脊椎骨，相对松散地连接，之间有椎间盘的缓冲，形成了腰椎、胸椎和颈椎，为"造血工厂"脊髓和中枢神经提供了骨骼保护。

自然地运动

大部分的脊柱哺乳动物（如马、大象、海豚等）产下的幼崽都能独立生活。也许人类因为直立行走的缘故，缩短了胎儿在子宫中发育的时间：可能是因为时间久了胎儿会变得过重，所以不得不被分娩出来。

人类刚出生时是"半成品"：头部太大，也太重。颈部肌肉发育不完善，感官也还没有完全成熟。婴儿可以完成诸如吸吮、推和抓握的动作——这些动作都是其在母体内练习过的生理反应，但不能真正做到看、站和走这类动作。

新生儿的每一个动作都基于脊柱来完成：比如用脚踢时，婴儿其实是全身在动。他会挺直身子，又震又抖的。伸出胳膊对他来说也是全身运动。如果婴儿哭了，那他会"从头哭到脚"。

在这所"幼儿园"里，人的脊柱是健康、有力又灵活的，像嫩竹一样柔软的。一个爬行中的孩子，他的全身所有肌肉共同协作，这时候孩子是既活跃又放松的。

谁在模仿谁？

然后某一天，这个小人儿用自己的双腿站了起来，这一举动既富有创

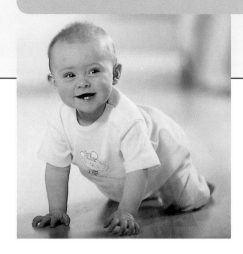

小男孩笑得很开心：从头顶到脚跟的舒展是与生俱来的，是世上最自然的事情。

造性，又十分正确。小宝宝自己也不需要身体说明书，就像小麻雀、小老虎等动物的幼崽一样。一切运动行为都是自发产生。小家伙的身体从头顶到脚跟都是舒展的。宝宝每往前走一步，两侧骨盆都是保持独立旋转，彼此相互不会影响。小家伙从地面上"飘过"，仿佛是被操纵的提线木偶一般，他摔倒时，身体重心也跟着落地——幸好，一般是屁股先着地。然后，他就又站起来，接着走。

在这个过程中请你一定不要干预。一定不要告诉你的孩子，他应该乖乖地坐着。要给他尽可能多的空间，让他按着自己的本能自由活动。此外，你还可以转换一下角色，想象自己是一名老师或是理疗师，观察孩子的举动。

好的榜样

当婴儿强烈的运动本能屡遭失败的时候，或早或晚他会对自己的感觉和冲动产生怀疑。这时候他开始启动他的大脑。他开始观察和比较：小孩会把大人当作榜样——母亲、父亲、姐姐或者哥哥。"如果我按自己的想法那样做行不通，那我就学其他人那样做。因为他们肯定已经知道了，怎么做才是正确的。"我们大概每个人都有这样的经历：你可能有骨盆前倾的现象，哥哥和爸爸一样有腰椎突出的毛病。我也驼背了。在我们身边，90%的人有背部病痛和体态损伤都来自模仿。只有很少的身体部位变形来自自身，并真正有原因的。

关于背部的七条黄金法则

好好养护你的背部，背部才会好好守护你，一生如此。

● 法则1

坚持常常活动脊柱。脊柱是生物

155

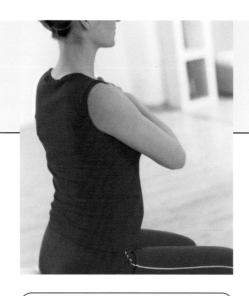

多亏了这些练习，你的后背才能更加健康，更具柔韧性，更富有力量。

进化的杰出作品，人几乎所有的活动都有其参与。除了那些宅在家、久坐和不爱运动的人之外。

● 法则 2

要常常挺直背部，绷紧脊柱。就像鱼和鸟那样，它们 24 小时都是如此。如果你能在白天持续坚持这样做，晚上它也会自然地保持伸展的良好姿势。你的身体里有 200 块小的肌肉在脊柱周围，随时保护和支撑着脊柱。

● 法则 3

始终牢记垂直方向上的伸展，尤其是当你运动的时候。记住，一直要保持耻骨和尾骨向下伸展，同时头顶向相反方向伸展。这样，就能为椎间盘和神经创造更多空间。

● 法则 4

养成对背部健康有益的习惯：至少每 20 分钟就要站起来，四处走走。

● 法则 5

一定要摒弃这种想法：白天紧绷一天，是为了晚上放松下来窝在电视前面。这不是放松，而是一种逐渐萎靡的状态。如果让一只长颈鹿像我们这样，它就再也没法站起来了——它的脖子会断掉的。

● 法则 6

如果你感到后背疼痛，那么请伸展和活动一下。这是背部在向你发出警告信号，不是为了折磨你，而是因为它想和你一起愉快地活到 100 岁。改变你的姿势，姿势正确了，疼痛就会消失。

● 法则 7

"阚提妮卡锻炼法"的所有训练动作都对背部有好处。你可以把书中的一切训练动作当作获得健康、有力与柔软背部的保障，从而自然地完成所有训练动作。

索引

"阈提妮卡锻炼法"

练习动作汇总

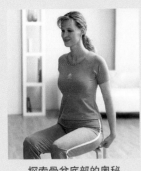
探索骨盆底部的奥秘

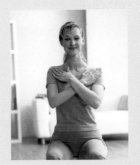
直立端坐

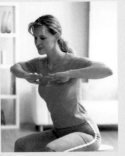
背部肌群锻炼

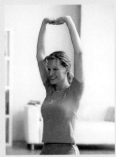
肩部放松练习

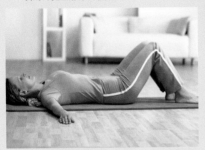
背部伸展

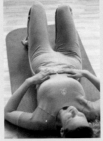
骨盆旋转练习

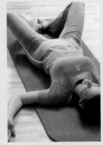
髋部拉伸练习

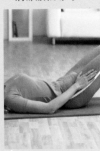
"吊桥"练习

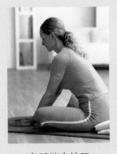
盘腿端坐练习

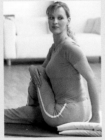
"小转椅"练习

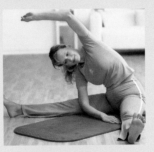
"信天翁式"练习

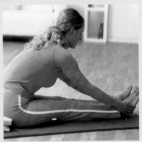
腿部伸展练习

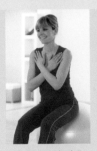
背部"飞起来"

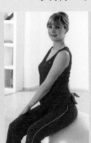
快乐扭转

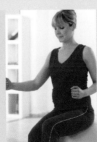
劲走

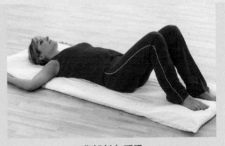
背部斜向呼吸

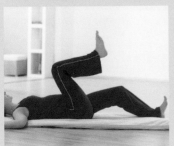
推脚跟

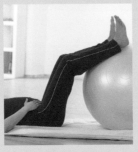
下腹力量练习

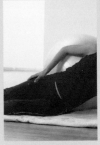
有力的骨盆

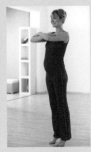
踏步

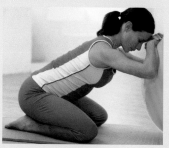

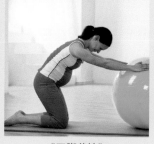

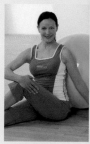

骨盆摇摆

骨盆舞

"四脚着地"

"大转椅"练习

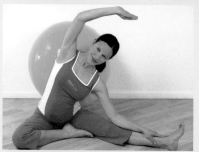

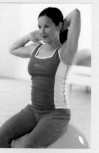

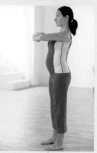

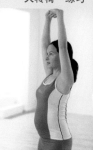

大劈腿

核心力量

"站如钟"

有力的双臂

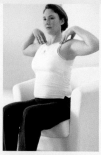

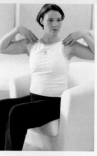

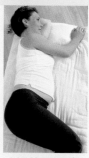

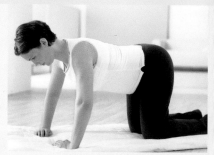

保持灵活性

全景视角

侧卧练习更轻松

虎式伸展

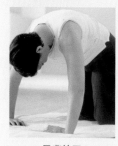

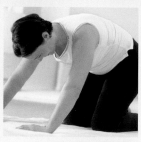

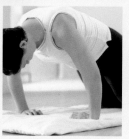

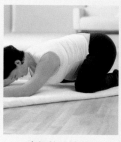

弓背练习

放松腰骶部的练习

有力的肩部

幸福的"铲子"

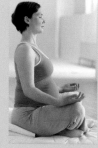

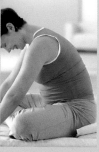

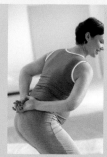

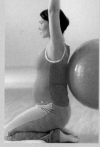

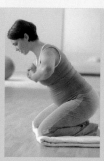

自觉挺直

灵活自如

站得稳稳的

做好准备

"大力士"

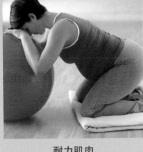

耐力肌肉

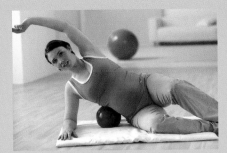

宝宝秋千

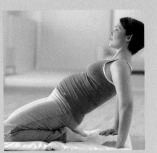

芝麻开门

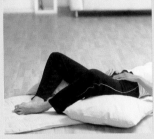

能量的循环流动

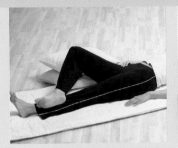

坚实的柔韧性

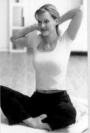

拥抱的力量

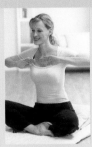

喂奶的姿势

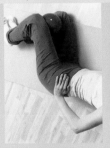

腰部保护

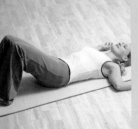

背部拉伸

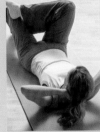

腹部塑形

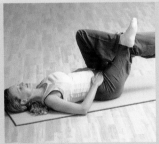

打开骨盆

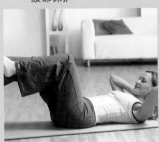

平坦小腹

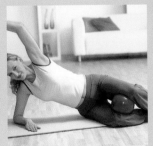

腿部塑形

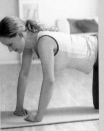

"全力以赴"

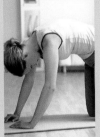

虎式弓背

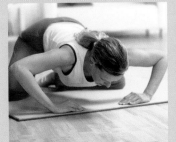

俯卧撑

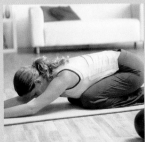

蛙式伸展

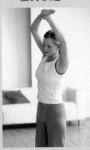

风中之竹

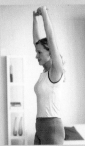

"站如松"

图书在版编目（CIP）数据

妈妈孕期瑜伽 /（德）贝妮塔·阚提妮，（德）凯琳·阿皮特–威斯著；韩芳译 . — 西安：太白文艺出版社，2018.12

ISBN 978-7-5513-1544-9

Ⅰ . ①妈… Ⅱ . ①贝… ②凯… ③韩… Ⅲ . ①孕妇—瑜伽—基本知识 Ⅳ . ① R793.51

中国版本图书馆 CIP 数据核字（2018）第 263346 号

Mama Fitness by Benita Cantieni and Karin Altpeter-Weiss
Copyright © 2004 by GRÄFE UND UNZER VERLAG GmbH, München
Chinese language copyright © 2018 by Phoenix-Power Cultural Development Co., Ltd.
All rights reserved.

著作权合同登记号　图字：25-2018-066 号

妈妈孕期瑜伽
MAMA YUNQI YUJIA

作　　者	[德] 贝妮塔·阚提妮　凯琳·阿皮特–威斯	
译　　者	韩　芳	
责任编辑	彭　雯	
特约编辑	杜姗姗	
整体设计	**Metis** 灵动视线	
出版发行	陕西新华出版传媒集团	
	太白文艺出版社（西安市曲江新区登高路 1388 号　710061）	
	太白文艺出版社发行：029-87277748	
经　　销	新华书店	
印　　刷	北京天恒嘉业印刷有限公司	
开　　本	710mm×1000mm　　1/16	
字　　数	140 千字	
印　　张	10.5	
版　　次	2018 年 12 月第 1 版　2018 年 12 月第 1 次印刷	
书　　号	ISBN 978-7-5513-1544-9	
定　　价	52.80 元	

版权所有　翻印必究
如有印装质量问题，可寄出版社印制部调换
联系电话：029-81206800

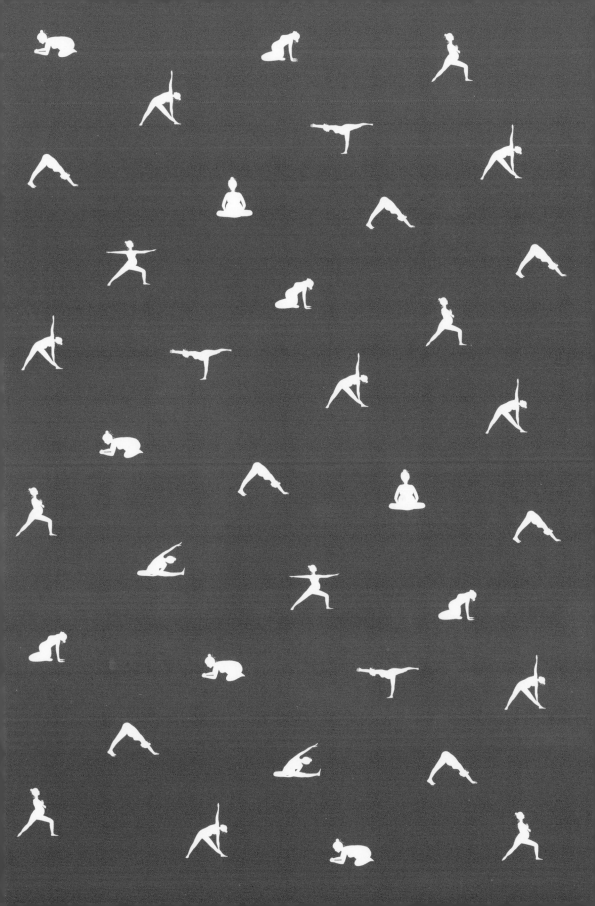

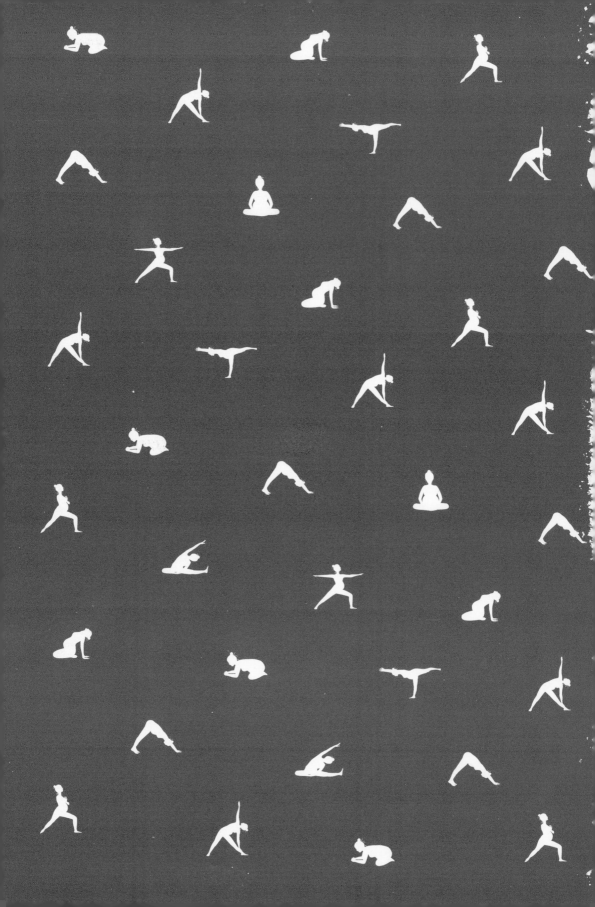